先輩ナースの

モ

著　久保健太郎
医学監修　宇城敦司

照林社

CONTENTS

その7 薬剤

その8 輸血

その9 ドレーン管理

その10 透析

その11 褥瘡・栄養

その12 入院中のトラブル

その13 その他

本書に出てくるマークについて

命にかかわる危険な疾患が予想されるため、すぐに医師に報告

緊急性は高くないが原因検索が必要なため、アセスメントをしてから落ち着いて医師に報告

★（星マーク付きの文章）

先輩ナースの工夫や豆知識など

医師からのアドバンスメモ

集中治療医の宇城敦司先生が看護師に知っておいてほしいこと

●本書で紹介している治療・ケア方法などは、執筆者が臨床例をもとに展開しています。実践により得られた方法を普遍化すべく努力しておりますが、万一本書の記載内容によって不測の事故等が起こった場合、著者、出版社はその責を負いかねますことをご了承ください。なお、本書掲載の写真は、臨床例のなかからご本人・ご家族の同意を得て使用しています。
●本書に記載している薬剤等の選択・使用方法については、2023年7月現在のものです。薬剤等の使用にあたっては、個々の添付文書を参照し、適応・用量等は常にご確認ください。
●本文中の製品の商標登録マークは省略しています。

装丁：熊アート　本文デザイン：熊アート
本文イラスト：吉村堂（アスラン編集スタジオ）、杉本ひかり（おすぎとまる）、熊アート
DTP制作：アスラン編集スタジオ、杉本ひかり、熊アート

執筆

久保健太郎

地方独立行政法人 大阪市民病院機構
大阪市立総合医療センター 医療安全管理部

-- <自己紹介> ---------------------------

　　看護師18年目になります。看護師1年目は消化器外科病棟に配属され、特にストーマや創傷管理について一生懸命勉強していました。4年目に泌尿器科、呼吸器外科などの外科系の混合病棟に異動し、ここで栄養管理にハマりました。看護師8年目にストーマや栄養管理をもっと学びたいと思い、その世界で有名な西口幸雄先生のいらっしゃる今の病院に移る決断をしました。ここでも消化器病棟に配属となり、当時消化器外科部長だった西口先生のもとでたくさんのことを教えていただきました。西口先生の薦めで雑誌や本の執筆を行うことも多くなり、『先輩ナースが書いた 看護のトリセツ』や『先輩ナースが書いた 看護の鉄則』などが生まれました。

　　現在は医療安全管理部に所属し、日々安全管理の大切さを実感しながら働いています（今までの自分は安全管理の意識が低かったなと反省しています…）。

　　今回の本にも医療安全の視点をたくさん詰め込んでいます。

医学監修

宇城敦司 　集中治療専門医

以前、筆者の久保君と共に同じ病院で勤務し"看護の鉄則"の医学監修を行いました。
今回のポケット本は、集中治療医の視点を中心に監修しました。
この本を通して、ふとした病棟での"気づき"がひとつでも増えることを願っています！

1 発熱

入院中の

＜定義＞

- □ 37.5℃以上（腋窩温）
- □ 高齢者は平熱＋1.1℃の上昇

＜即、ドクターコール基準＞

- □ 敗血症が疑われる発熱の
  場合（qSOFA陽性の場合）
  →p.104「qSOFA」

★ 米国感染症学会の発熱性好中球減少症ガイドライン[1]、米国集中治療医学会の発熱ガイドライン[2]はともに「口腔温で38.3℃以上」と定義している

★ 米国感染症学会の長期療養高齢者の発熱と感染症ガイドライン[3]では
①口腔温37.8℃以上
②口腔温37.2℃または直腸温37.5℃を繰り返す
③平熱＋1.1℃以上
と定義している

★ 腋窩温は口腔温より約0.5℃低く、直腸温より約1.0℃低い

発熱の主な原因、症状 赤：感染性疾患 青：非感染性疾患

薬剤熱
比較的元気、比較的徐脈、皮疹

褥瘡感染
好発部位の発赤、水疱、びらん

腫瘍熱
数週間前からの繰り返す微熱

胆道感染症
右季肋部痛、黄疸

偽痛風
関節部位の疼痛、熱感、腫脹、発赤

術後発熱
術後48時間以内の発熱

深部静脈血栓症（DVT）
片側下肢全体の腫脹、圧痕性浮腫、圧痛、熱感

副鼻腔炎
胃管やイレウス管挿入中の膿性鼻汁、顔面圧痛、鼻閉

カテーテル関連血流感染症（CRBSI）
ラインやカテーテル刺入部の発赤、腫脹、熱感、疼痛

肺炎
湿性咳嗽、膿性喀痰、呼吸困難感、胸痛、頻呼吸、SpO₂低下、coarse crackles

手術部位感染（SSI）
切開部およびドレーン挿入部の発赤、熱感、疼痛　など

クロストリディオイデス・ディフィシル（CD）腸炎
入院後に新たに出現した抗菌薬投与中の下痢

尿路感染症
尿意切迫感、頻尿、排尿時痛、CVA叩打痛、膿尿　など

蜂窩織炎
片側性の発赤、熱感、腫脹、疼痛

<初期対応>

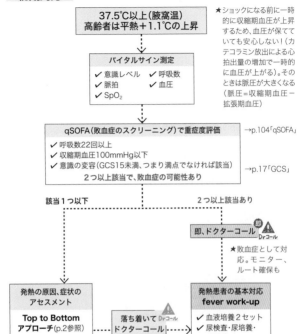

37.5℃以上(腋窩温)
高齢者は平熱＋1.1℃の上昇

★ショックになる前に一時的に収縮期血圧が上昇するため、血圧が保てていても安心しない！(カテコラミン放出による心拍出量の増加で一時的に血圧が上がる)。そのときは脈圧が大きくなる(脈圧＝収縮期血圧－拡張期血圧)

バイタルサイン測定
- ✓ 意識レベル
- ✓ 脈拍
- ✓ SpO₂
- ✓ 呼吸数
- ✓ 血圧

qSOFA(敗血症のスクリーニング)で重症度評価 →p.104「qSOFA」
- ✓ 呼吸数22回以上
- ✓ 収縮期血圧100mmHg以下
- ✓ 意識の変容(GCS15未満、つまり満点でなければ該当) →p.17「GCS」
  2つ以上該当で、敗血症の可能性あり

該当1つ以下 | 2つ以上該当あり

即、ドクターコール 即 Dr.コール

★敗血症として対応。モニター、ルート確保も

発熱の原因、症状のアセスメント

**Top to Bottom
アプローチ**(p.2参照)
頭から足先まで
全身の観察を行う

落ち着いて Dr.コール
ドクターコール

発熱患者の基本対応
fever work-up
- ✓ 血液培養2セット
- ✓ 尿検査・尿培養・痰培養
- ✓ 胸部X線

★尿路感染、肺炎、血流感染の評価と、起因菌の同定のために行う
★炎症反応(WBC、CRP)や臓器障害を評価するために、採血(生化学・CBC)と血液ガスをとることも多い

解熱処置は？
- ✓ 解熱処置には、解熱薬とクーリングがある
- ✓ 発熱による倦怠感が強ければ解熱薬を投与する。ただし発汗による血圧低下には十分に注意する
- ✓ 血圧測定は頻回に！
- ✓ 氷枕などによるクーリングには解熱効果は乏しいため、安楽を目的とするのであれば行えばよい

2 頻脈

入院中の

＜定義＞

□ 心拍数(脈拍数)100回/分以上

＜即、ドクターコール基準＞

□ 血圧低下、SpO₂低下、頻呼吸を伴う

□ 意識レベル低下、胸痛、呼吸困難、冷汗、末梢循環不全
　（網状皮斑＊・CRT＊延長）などの症状がある

＊網状皮斑：膝から始まり、下肢が赤紫色にまだら模様になる

＊CRT(毛細血管再充満時間)：患者の爪床を白くなるまで圧迫し、圧迫解除から爪床がピンク色に戻るまでの時間。2秒以上かかると循環血液量減少と考える

＜初期対応＞

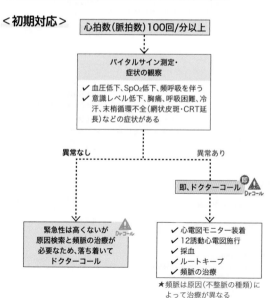

心拍数(脈拍数)100回/分以上

バイタルサイン測定・
症状の観察

✓ 血圧低下、SpO₂低下、頻呼吸を伴う
✓ 意識レベル低下、胸痛、呼吸困難、冷汗、末梢循環不全(網状皮斑・CRT延長)などの症状がある

異常なし　　　　　　　　　異常あり

即、ドクターコール

緊急性は高くないが
原因検索と頻脈の治療が
必要なため、落ち着いて
ドクターコール

✓ 心電図モニター装着
✓ 12誘導心電図施行
✓ 採血
✓ ルートキープ
✓ 頻脈の治療

★頻脈は原因(不整脈の種類)によって治療が異なる

[頻脈のフローチャート]

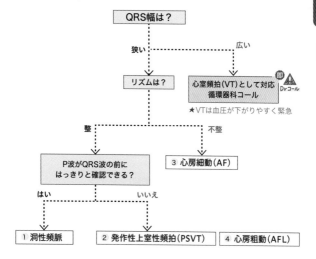

不整脈	治療
不整脈の種類別の治療	

不整脈	治療
1 洞性頻脈	<ul><li>症状がなければ経過観察</li><li>原因検索(疼痛、興奮、発熱など)</li></ul>
2 発作性上室性頻拍 (PSVT)	<ul><li>循環動態不安定:カルディオバージョン</li><li>循環動態安定:迷走神経刺激(バルサルバ法(p.68)、冷水を飲む、頸動脈圧迫、眼球圧迫など) →無効ならATP急速静注</li></ul>
3 心房細動 (AF)	<ul><li>慢性のものは経過観察(循環動態が破綻していなければ)</li><li>発作性(PAF)・頻拍性のものは抗不整脈薬(β遮断薬、Ca拮抗薬、アミオダロン、ジルチアゼムなど)やカルディオバージョン(100J以上)</li></ul>
4 心房粗動 (AFL)	<ul><li>2:1以上では血圧低下や心不全となり危険→カルディオバージョン(通常50-100J)</li></ul>

3 徐脈
入院中の

＜定義＞

☐ 心拍数（脈拍数）50回/分以下

＜即、ドクターコール基準＞

☐ 血圧低下、SpO2低下、頻呼吸を伴う
☐ 意識レベル低下、失神、めまい、胸痛、呼吸困難などの症状がある

＜初期対応＞

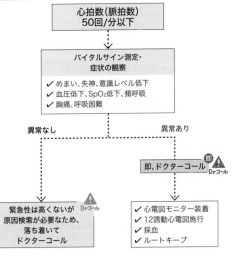

心拍数（脈拍数）
50回/分以下

↓

バイタルサイン測定・
症状の観察

✔ めまい、失神、意識レベル低下
✔ 血圧低下、SpO2低下、頻呼吸
✔ 胸痛、呼吸困難

異常なし ／ 異常あり

即、ドクターコール 即 Drコール

緊急性は高くないが
原因検索が必要なため、
落ち着いて
ドクターコール
Drコール

✔ 心電図モニター装着
✔ 12誘動心電図施行
✔ 採血
✔ ルートキープ

- - - - - （ここまでの対応は頻脈と同じ） - - - - -

徐脈の原因 （VF AED ON）

V	Vasovagal reflex	血管迷走神経反射
F	Freezing	低体温
A	ACS、Aortic dissection	急性冠症候群、大動脈解離
	Arrhythmia	SSS、AVブロック
E	Electrolyte	電解質異常：高K、Mg、Ca血症
	Endocrine	内分泌異常
D	Drug	薬剤：β遮断薬
O	Oxygen	低酸素
N	Neurogenic shock	神経源性ショック

赤字は一般病棟で遭遇率が高いもの

治療

❶ アトロピン：初回0.5mg、総量3mgまで反復投与可

一般名 （商品名）	用法・用量	効果 発現	作用 持続	副作用	注意点
アトロピン （アトロピン）	初回0.5mg、総量3mgまで反復投与可	（静注）即時 （筋注）15〜30分	（静注）約3時間	散瞳、口渇、悪心、便秘、排尿障害など	● 静注は希釈せずに急速投与する（速度が遅いと逆に徐脈を誘発する） ● 最小投与量（0.1mg）より少ない量で投与しない（逆に徐脈を誘発する）

❷ 一時的ペーシング（経静脈または経皮的ペーシング）

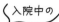

4 高血圧

＜定義＞

☐ 血圧 140/90mmHg以上

★ 高血圧が持続すると脳心血管病による
死亡率が上昇

＜即、ドクターコール基準＞

☐ 180/120mmHg以上で、
臓器障害の症状がある場合
→高血圧緊急症の可能性あり

★ 高血圧緊急症とは、過度の血圧上昇に
よって急性の臓器障害を及ぼす

★ 高血圧緊急症の多くは180/120mmHg
以上で発症

高血圧緊急症になる疾患

- 高血圧性脳症
- 脳血管障害（脳梗塞・脳出血・
くも膜下出血）
- 急性心不全　● 急性冠症候群
- 急性肺水腫
- 子癇（妊娠高血圧症候群）
- 大動脈解離

＜初期対応＞

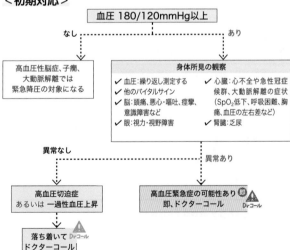

血圧 180/120mmHg以上

なし ｜ あり

高血圧性脳症、子癇、
大動脈解離では
緊急降圧の対象になる

身体所見の観察

✓ 血圧：繰り返し測定する
✓ 他のバイタルサイン
✓ 脳：頭痛、悪心・嘔吐、痙攣、
意識障害など
✓ 眼：視力・視野障害

✓ 心臓：心不全や急性冠症
候群、大動脈解離の症状
（SpO₂低下、呼吸困難、胸
痛、血圧の左右差など）
✓ 腎臓：乏尿

異常なし ｜ 異常あり

高血圧切迫症
あるいは 一過性血圧上昇

落ち着いて
ドクターコール

高血圧緊急症の可能性あり
即、ドクターコール

| 高血圧切迫症 | ✔ 血圧が著しく高値だが臓器障害の急速な進行を伴わない | ● 降圧治療は内服薬で24〜48時間かけて緩徐に160/100mmHg程度まで降圧する
● ニフェジピンカプセル内容物投与やニカルジピンワンショット静注は、過度の降圧と反射性頻脈をきたすため行わない |
| 一過性血圧上昇 | ✔ 一過性の高度な血圧上昇があるが臓器障害がない
✔ 緊急降圧の対象にはならない | ● 降圧薬を使用してもよいが、急速かつ過剰な降圧は脳や心臓の虚血を引き起こす可能性があるため禁忌
● 疼痛、尿閉、不安や興奮などの原因があれば、降圧薬ではなく原因を除去する |

[高血圧緊急症の疑いがあるとき]

検査

12誘導心電図、胸部X線、
血液検査・尿検査、眼底検査

✚ 必要に応じて

✔ 心臓超音波検査(大動脈解離、心不全、虚血性心疾患が疑われる場合)
✔ 造影CT(大動脈解離が疑われる場合)
✔ 頭部CT、MRI(脳血管疾患が疑われる場合)
✔ 腎臓超音波検査(腎機能障害が疑われる場合) など

治療

動脈血圧モニタリング下で
経静脈的(ニカルジピンなど)に降圧治療

★ 急激な降圧は各
臓器虚血の原因
となるため緩徐
に降圧

一般名 (商品名)	用法・用量	効果発現	作用持続	副作用	注意点
ニカルジピン (ペルジピン)	持続静注 0.5〜6 μg/kg/分	5〜10分	60分	頻脈、頭痛、顔面紅潮、局所の静脈炎など	● 静脈炎が起こりやすく末梢から持続投与する場合は希釈する ● CVからは原液で問題ない

入院中の

5 低血圧

<定義>

☐ 血圧 90〜110/60mmHg以下

★低血圧に明確な定義はない

<即、ドクターコール基準>

☐ ショックの徴候

低血圧になる疾患

- ● ショック➡緊急!!
- ● 体質性➡問題なし
- ● 薬剤性…降圧薬、抗うつ薬
- ● 心疾患…不整脈、慢性心不全
　　　　　　大動脈弁狭窄症
- ● 自律神経異常
　　　………糖尿病性神経障害
　　　………パーキンソン病など
- ● 内分泌性
　　　………副腎機能不全、褐色細胞腫

<初期対応>

血圧 90〜110/60mmHg以下

ショックの5Pの確認

★ショックを
見逃さない
こと！

✓ 顔面蒼白(Pallor)
✓ 虚脱(Prostration)=不穏
✓ 冷汗(Perspiration)
✓ 呼吸不全(Pulmonary insufficiency)
　 =頻呼吸、SpO₂低下
✓ 脈拍触知不能(Pulseless)

他にも！
どちらもショックの指標
★CRT(爪床を圧迫
　→解除して色が戻る秒
　数をみる
　→2秒以上は異常)
★網状皮斑(膝が赤紫色に
　まだら模様になる)

なし

あり

随伴症状の確認

✓ めまい、立ちくらみ、失神、
　倦怠感、頭痛、悪心、動悸、
　発汗など

ショックの可能性あり Dr.コール
即、ドクターコール

なし

あり

落ち着いて
ドクターコール Dr.コール

即、ドクターコール Dr.コール

まずはOMI

O:酸素 M:モニター I:ルート確保

✓ 救急カートも準備
✓ 検査:血液ガス、血液検査、12誘導心
　電図、超音波検査など

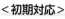

⁶ SpO₂ 低下

＜定義＞

☐ SpO₂ 95％以下

★ 呼吸不全の定義「室内気吸入時の動脈血酸素分圧（PaO₂）が60mmHg≒SpO₂ 90％以下」

＜即、ドクターコール基準＞

☐ SpO₂ 90％以下
☐ 気道に問題がある場合
☐ 循環動態、意識に問題がある場合

＜初期対応＞

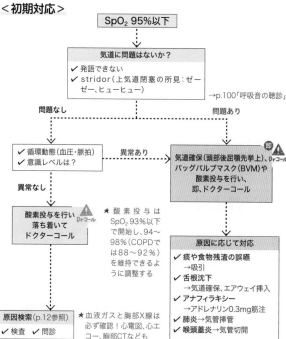

SpO₂ 95％以下

気道に問題はないか？
✔ 発語できない
✔ stridor（上気道閉塞の所見：ゼーゼー、ヒューヒュー）

→p.100「呼吸音の聴診」

問題なし ─── 問題あり

✔ 循環動態（血圧・脈拍）
✔ 意識レベルは？

異常あり →

✔ 気道確保（頭部後屈顎先挙上）、Dr.コール
バッグバルブマスク（BVM）や酸素投与を行い、即、ドクターコール

異常なし

酸素投与を行い落ち着いてドクターコール

★ 酸素投与はSpO₂ 93％以下で開始し、94〜98％（COPDでは88〜92％）を維持できるように調整する

原因に応じて対応
✔ 痰や食物残渣の誤嚥
　→吸引
✔ 舌根沈下
　→気道確保、エアウェイ挿入
✔ アナフィラキシー
　→アドレナリン0.3mg筋注
✔ 肺炎→気管挿管
✔ 喉頭蓋炎→気管切開

原因検索（p.12参照）
✔ 検査 ✔ 問診

★ 血液ガスと胸部X線は必ず確認！心電図、心エコー、胸部CTなども

入院患者の SpO₂ 低下の 5 大原因

	うっ血性心不全	肺炎	肺塞栓症	痰詰まり	薬剤
身体視見	• 頸静脈怒張 • 両側でのcoarse cracklesとwheeze • 痰（ピンク色の泡沫状） • 下腿浮腫	• 片側性のcoarse crackles • 片側の呼吸音減弱 • 痰（膿性）	• 洞性頻脈 • 頻呼吸 • 片側性の下腿浮腫	• stridor聴取 • rhonchi聴取	• 意識レベル低下 • 舌根沈下 • 徐呼吸
起こりやすい状況	• 心不全の既往	• 食事中のむせあり（誤嚥）	• 臥床時間が長い • 術後初回歩行時 • 排便・排尿後 • 体位変換後	• 日々の痰が多い • 嚥下機能障害 • 脳血管疾患	• 鎮静薬、オピオイドの投与
検査	【血液】 BNP、NT-proBNP上昇 【X線】 心拡大、肺水腫、胸水貯留など	【血液】 炎症反応（WBC、CRP上昇） 【X線】 すりガラス影、無気肺、片側胸水	【血液】 FDP、Dダイマー、トロポニン、NT-proBNP上昇	【X線】 無気肺	
治療	• 利尿薬（フロセミド） • 降圧薬（ニトログリセリン、ニカルジピン） • NPPV	抗菌薬	• 抗凝固薬（ヘパリン、DOAC） • 血栓溶解療法、外科的血栓除去術	吸痰	拮抗薬（ベンゾジアゼピン系：フルマゼニル、オピオイド：ナロキソン）

藤野貴久：先生、病棟で急変です！当直コールの対応、お任せください！．羊土社，
東京，2023：21, 22. をもとに作成

指でSpO₂が測定できないとき

縦の白線が瞳孔の上にくるように貼ると、眼動脈（心臓が停止する直前まで保たれる血流）での測定ができる

✔ 末梢冷感で測定できない→末梢循環不全（ショック）で危険な状態ではないかとまずは考え、ショックの徴候はないかを観察する

✔ 手指で測定できない→耳たぶや前額部で測定する（手指が測定できない場合は、足趾も測定できないことが多い）

✔ 前額部の眼動脈は、頸動脈から直接分枝している動脈で最後までSpO₂が測定できる

前額部SpO₂モニターの装着イメージ

⁷ 尿量減少・尿量増加

入院中の

<定義>

	尿量減少		尿量増加
正常	無尿	乏尿	多尿
800〜1500mL/日	100mL/日以下	400mL/日以下	3000mL/日以上

<即、ドクターコール基準>

尿量減少

☐ 0.5mL/kg/時以下が6時間持続

急性腎障害の尿量基準（KDIGO 診療ガイドライン）[4]

Stage1	0.5mL/kg/時が6時間以上持続
Stage2	0.5mL/kg/時が12時間以上持続
Stage3	0.3mL/kg/時が24時間以上持続 または 無尿が12時間以上持続

★尿量減少は6の倍数時間で評価する。6時間ごとの尿量が
段階的に減少しているときは要注意！
★減少傾向が見られたら次の6時間は2時間ごとに、あるいは
3時間ごとに確認し、stage1にならないように注意する

尿量増加

☐ 頻脈、血圧低下などバイタルサインの異常がある場合

＜尿量減少の初期対応＞

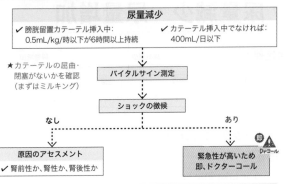

腎前性	脱水（嘔吐・下痢）、出血、心不全	★早期の介入で急激に回復する
腎性	薬剤、造影剤、横紋筋融解	★回復困難。透析の適応になる
腎後性	膀胱留置カテーテル閉塞、前立腺疾患、骨盤内婦人科疾患	★早期の介入で回復できるときもある（例：カテーテルの閉塞→抜去など）

医師からのアドバンスメモ　腎性腎障害を起こしやすい薬剤

抗菌薬	ゲンタマイシン	● 血中濃度のモニタリング（TDM）が大切 ● トラフ値の上昇が腎障害と関連している
	バンコマイシン	
	ゾシン、タゾピペ	● バンコマイシンとの併用は急性腎障害（AKI）のリスク上昇
NSAIDs	ロキソニン、ボルタレン、ロピオンなど	● AKI好発時期は、服用開始後1か月以内 ● NSAIDsによるAKIは通常2〜7日間で回復
造影剤	ヨード系造影剤	● 造影剤腎症（CIN）：ヨード造影剤投与後72時間以内に血清Cre値が前値より0.5mg/dL以上または25%以上増加あるいはKDIGO診断基準を満たしたときにCINとする ● リスク因子：①慢性腎臓病②糖尿病性腎症③脱水④うっ血性心不全⑤加齢→CIN予防のために生理食塩液を1mL/kg/時で造影剤使用前後6〜12時間投与する
横紋筋融解症	薬剤起因性の場合、特にスタチン	● ミオグロビン尿（赤く濁った尿/茶褐色尿） ● 血清CK値が5000U/L以上でAKI発症リスクが上昇

＜尿量増加の初期対応＞

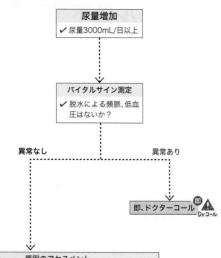

原因のアセスメント	
多量の飲水、輸液	飲水量、輸液量を確認
薬剤：利尿薬、SGLT2阻害薬（スーグラ、フォシーガなど）	使用薬剤の確認
高血糖	血糖値の確認、高血糖症状（口渇、多飲、頻尿など）、糖尿病の既往、ステロイド・TPNなど
慢性腎臓病（初期では尿量増加）	既往、採血データで腎機能を確認
低K血症・高Ca血症	採血データで確認
尿崩症	尿量が5〜10L/日を超えるときには尿崩症や心因性多飲の可能性

★SGLT2阻害薬は、余分な糖を尿と一緒に体外に出して血糖値を下げる

★血糖値600mg/dL以上で起こることが多い

15

8 意識レベル低下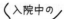

入院中の

＜定義＞

□ 意識が清明ではない状態（普段と比べると意識の変容がある）

★ スケールで客観的に評価する

＜即、ドクターコール基準＞

□ 意識レベル低下は重篤な疾患を伴うことが多いため、即、ドクターコール

★ 緊急のドクターコール時にはGCSよりもJCSのほうが伝わりやすい。「JCS3桁です」と言えば緊急ということがわかる

＜初期対応＞

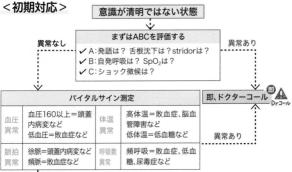

意識が清明ではない状態

↓

まずはABCを評価する

異常なし ←

✔ A：発語は？ 舌根沈下は？ stridorは？
✔ B：自発呼吸は？ SpO₂は？
✔ C：ショック徴候は？

→ 異常あり

↓

バイタルサイン測定 → 即、ドクターコール 即 Dr.コール

血圧異常	血圧160以上＝頭蓋内病変など 低血圧＝敗血症など	体温異常	高体温＝敗血症、脳血管障害など 低体温＝低血糖など
脈拍異常	徐脈＝頭蓋内病変など 頻脈＝敗血症など	呼吸数異常	頻呼吸＝敗血症、低血糖、尿毒症など

異常あり →

異常なし ↓

原因のアセスメント

意識障害の原因＝ AIUEOTIPS（アイウエオチップス）

A ：アルコール➡入院中ほぼない

I ：インスリン＝低血糖、高血糖（糖尿病性ケトアシドーシス、非ケトン性高浸透圧性昏睡）➡入院中多い

U ：尿毒症

E ：電解質異常、脳症、内分泌疾患

O ：低酸素血症、CO₂ナルコーシス、薬物中毒➡入院中多い

T ：頭部外傷、脳腫瘍、高・低体温➡入院中多い

I ：感染症➡敗血症性ショックは多い

P ：精神疾患

S ：脳血管疾患、くも膜下出血、ショック、痙攣➡入院中多い

Dr.コール

落ち着いてドクターコールし、検査（血液ガス、採血、心電図、頭部CT、MRI、腰椎穿刺、脳波など）

★ Sを疑ったら瞳孔も見る。瞳孔不同1mm以上の差があるときは緊急性高く、すぐに画像検査の準備

GCS　Glasgow Coma Scale

観察項目		反応	スコア
E	開眼	自発的に開眼	4
		呼びかけにて開眼	3
		痛み刺激にて開眼	2
		まったく開眼しない	1
V*	最良言語反応	見当識あり	5
		混乱した会話	4
		混乱した言葉	3
		理解不能な音声	2
		まったくなし	1
M	最良運動反応	命令に従う	6
		疼痛部へ	5
		逃避する	4
		異常屈曲	3
		異常伸展	2
		まったくなし	1

＊気管挿管中で発声できないときは、「T」と表記

GCSの重症度分類

正常：15点
軽症：14点
中等症：9−13点
重症：3−8点

医師からのアドバンスメモ　GCSの評価の仕方

- □GCSは、E3/4、V4/5、M2/3/4/5が区別しにくい
- □E3は、開眼するが声の刺激をやめると眼を閉じる
- □V5は、今日の日付、今いる場所、周りの人が言える
- □V4は、見当識障害があるも、数語の文章が言える
- □M5は、胸骨上などの痛み刺激部位に向かって手が動く
- □M4は、爪や腕への痛み刺激で肱が開くように動く
- □M3は、除皮質肢位。肘・手関節・手指が屈曲し、腋が閉まるように動く
- □M2は、除脳肢位。上肢は肘を伸ばし体に沿って伸展

17

JCS　Japan Coma Scale

観察項目		観察項目	スコア
		意識清明	0
Ⅰ	覚醒（開眼）している状態	なんとなくはっきりしない	Ⅰ-1
		見当識障害あり（時・人・場所がわからない）	Ⅰ-2
		名前・生年月日が言えない	Ⅰ-3
Ⅱ	刺激すると覚醒（開眼）する状態	呼びかけで容易に開眼する	Ⅱ-10
		大きな声、体をゆさぶれば開眼する	Ⅱ-20
		痛み刺激でかろうじて開眼する	Ⅱ-30
Ⅲ	刺激しても覚醒（開眼）しない状態	痛み刺激ではらいのける動作をする	Ⅲ-100
		痛み刺激で手足が少し動く、顔をしかめる	Ⅲ-200
		痛み刺激にまったく反応なし	Ⅲ-300

開眼状態で評価しにくいとき、「R」不穏、「I」失禁、「A」自発性喪失を加える

Restlessness	不穏状態
Incontinence	失禁
Akinetic mutism	無動性無言症。無動・無言で意思疎通がとれないが、覚醒・睡眠のリズムがあり、開眼しているときは眼球が物を追って動いたり、物を見つめたりする
Apallic state	失外套状態。覚醒・睡眠のリズムをある程度残し、自発開眼があるも、無動、無言で意思疎通がとれない

表記の例 　例えば不穏状態であれば「JCS30-R」、失禁があれば「JCS3-I」と表記する

医師からのアドバンスメモ　　**JCSの評価の仕方**

- □ JCSは"開眼"を重視しており、開眼しないと四肢の動きがあっても3桁になる
- □ 覚醒とは、①開眼、②発語、③従命動作/合目的動作のうちどれか1つ確認できる状態
- □ JCSで2桁の意識障害と入眠している意識清明の区別は、刺激で覚醒後15秒間観察する。寝ていただけなら15秒後も覚醒を維持できるが、2桁（Ⅱ）の意識障害のときは入眠してしまう
- □ JCSでは、除脳肢位と除皮質肢位を区別できない。いずれも「Ⅲ-200」となる
- □ JCSでは気管挿管/気管切開されていたら開眼していても基本的には「Ⅰ-3」

入院中の

9 痙攣

<定義>

☐ 発作的な筋の不随意な収縮

★ てんかん発作から、こむら返り、ピクつきまで広範な症候を含む

<即、ドクターコール基準>

☐ 意識障害のある全身痙攣

強直性痙攣 → より重症

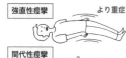

間代性痙攣

<初期対応>

痙攣は

✔ 部分的？　✔ 全身性？

┃
部分的

持続時間測定

5分以上の持続は⚠ Drコール
ドクターコール

部分的でも意識障害があればドクターコール

全身性

★ 全身性は意識障害を伴うことがほとんど

即 ⚠ Drコール

応援を呼び、即、ドクターコール

✔ 救急カート、ベッドサイドモニターも用意
✔ 持続時間は必ず測定
✔ 痙攣の型を確認
　（持続的な強直性か、間欠的な間代性か、両者が混ざった強直間代性か）

★ てんかん発作は通常は1～2分で止まることがほとんどで、持続時間が長くなるほど薬剤抵抗性になる。30分以上継続する痙攣は脳に不可逆的な後遺症を残す可能性があるため、持続時間の把握は重要

★ 特にAとBが重要。痙攣している間は有効な自発呼吸がないことが多い

ABC（気道・呼吸・循環）の評価

✔ 頭部後屈顎先挙上（＋エアウェイ）で気道確保
✔ バックバルブマスク（BVM）で換気

OMI（酸素、モニター、ルートキープ）、血糖測定

✔ 低血糖は必ず除外する
✔ ビタミンB₁欠乏（ウェルニッケ脳症）でも痙攣を起こす
✔ 痙攣中は血圧、心電図は不正確なことが多いため、脈拍だけでも確認する

血糖値 問題なし

ジアゼパム（セルシン）5-10mg(1-2A)
静注（ルートがなければ筋注）

血糖値60mg/dL以下

50%ブドウ糖40mLと
ビタミンB₁100mg（ビタメジンなど）静注

痙攣が止まるか確認

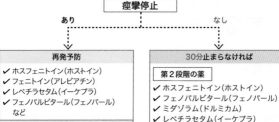

	痙攣停止	
あり		**なし**

再発予防
- ✔ ホスフェニトイン（ホストイン）
- ✔ フェニトイン（アレビアチン）
- ✔ レベチラセタム（イーケプラ）
- ✔ フェノバルビタール（フェノバール）
　など

原因検索
- ✔ 血液検査（血液ガス、血糖値、電解質、CK、抗てんかん薬血中濃度など）
- ✔ 頭部画像検査（CT、MRI）

30分止まらなければ

第2段階の薬
- ✔ ホスフェニトイン（ホストイン）
- ✔ フェノバルビタール（フェノバール）
- ✔ ミダゾラム（ドルミカム）
- ✔ レベチラセタム（イーケプラ）

60～120分止まらなければ、気管挿管、人工呼吸器、脳波モニタリングしながら

第3段階の薬
- ✔ ミダゾラム（ドルミカム）
- ✔ プロポフォール
- ✔ チオペンタール（ラボナール）
- ✔ チアミラール（イソゾール）

痙攣で使用される薬剤

一般名（商品名）	特徴・注意点
ジアゼパム （セルシン）	● なるべく太い静脈から2分以上かけて静脈注射する ● 半減期が数10時間と長く覚醒遅延になりやすい ● 緑内障、重症筋無力症で禁忌（禁忌患者の場合はチオペンタール（ラボナール）などを使用）
フェニトイン （アレビアチン）	● 低血圧、不整脈の副作用を起こしやすいため緩徐に投与する必要がある（血圧、脈拍をモニタリングしておく） ● 血管痛が強く、壊死性のため、点滴漏れに注意 ● 溶解液は必ず生理食塩液で（ブドウ糖は結晶化する） ● 併用禁忌・注意点が多く、基本単独投与 ● 注意点が多いため、ホスフェニトイン、レベチラセタムを使用することが多い
ホスフェニトイン （ホストイン）	● フェニトインの改良版 ● 血管痛、組織障害の副作用が改善 ● 溶解液は生理食塩液でもブドウ糖でも可能 ● フェニトインに比べると早い速度で投与が可能
レベチラセタム （イーケプラ）	● 相互作用が少なく、血圧低下や呼吸抑制も少ない
フェノバルビタール （フェノバール）	● 呼吸抑制が強いため、投与後のバイタルサインに注意

10 胸痛

入院中の

<即、ドクターコール基準>

□ 胸痛は致命的になり得る4 killer chest painの可能性があるため、原則どんな胸痛でも即、ドクターコール

★4 killer chest pain
① 急性冠症候群(ACS):心筋梗塞と不安定狭心症　② 大動脈解離
③ 肺塞栓症　④ 緊張性気胸

<初期対応>

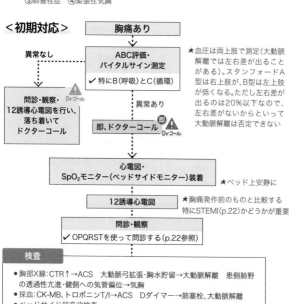

胸痛あり

異常なし →

ABC評価・バイタルサイン測定
✔ 特にB(呼吸)とC(循環)
即 Dr.コール

★血圧は両上肢で測定(大動脈解離では左右差が出ることがある)。スタンフォードA型は右上肢が、B型は左上肢が低くなる。ただし左右差が出るのは20%以下なので、左右差がないからといって大動脈解離は否定できない

問診・観察・12誘導心電図を行い、落ち着いてドクターコール

異常あり ↓

即、ドクターコール
即 Dr.コール

心電図・SpO₂モニター(ベッドサイドモニター)装着

★ベッド上安静に

12誘導心電図

★胸痛発作前のものと比較する
特にSTEMI(p.22)かどうかが重要

問診・観察
✔ OPQRSTを使って問診する(p.22参照)

検査

● 胸部X線:CTR↑→ACS　大動脈弓拡張・胸水貯留→大動脈解離　患側肺野の透過性亢進・健側への気管偏位→気胸
● 採血:CK-MB、トロポニンT/I→ACS　Dダイマー→肺塞栓、大動脈解離
● ベッドサイド超音波検査
● 造影CT:肺塞栓、大動脈解離が疑われる場合

ACSの可能性が否定できない場合は、12誘導心電図とトロポニンを1~3時間後に再検

胸痛の問診：OPQRST

Onset 発症様式	いつから 痛みますか？	● 突然発症→4 killer chest pain ● 呼吸時→気胸 ● 歩行時→肺塞栓症 ● 労作時→労作時狭心症 ● 空腹時→十二指腸潰瘍 ● 食後→胃潰瘍、胆石症・胆嚢炎、膵炎
Palliative/ Provocative 増悪・寛解因子	どんなときに痛みが 強くなりますか？ 弱くなりますか？	● 安静で改善→労作時狭心症 ● 血管拡張薬で改善→狭心症 ● 呼吸で増悪→気胸
Quality/Quantity 症状の性質・ひどさ	どんな痛みですか？	● 引き裂かれるような痛み→大動脈解離 ● 胸部から下に移動する痛み 　→大動脈解離
Region/Radiation 場所・放散の有無	どこが痛みますか？	● 背部→大動脈解離、ACS、膵炎 ● 肩や頸部、歯の痛み→ACS
associated **S**ymptoms 随伴症状	痛みのほかに 何か症状は ありますか？	● 呼吸困難→肺塞栓症、気胸 ● 皮下気腫、呼吸音左右差→気胸 ● 血痰→肺塞栓症 ● 悪心・嘔吐→ACS、胃・十二指腸潰瘍、 　逆流性食道炎 ● 発疹を伴う→帯状疱疹 ★ 発疹が出る前に痛みが出ることもあるため、 　神経支配に一致した痛みは帯状疱疹を疑う
Time course 時間経過	痛みはどのくらい 持続していますか？	● 狭心症→数分〜10分前後 ● ACS→20分以上持続 ● 何週間も持続→虚血性心疾患ではない ● 4 killer chest pain→病態を治療し 　ないと改善しない

急性冠症候群（ACS）

- ACSには不安定狭心症（UAP）、非ST上昇型心筋梗塞（NSTEMI）、ST上昇型心筋梗塞（STEMI）の3つがある
- 主に12誘導心電図と心筋逸脱酵素（特にトロポニン）で診断
- STEMIは緊急カテーテル治療の適応
- UAP、NSTEMIは血行動態不安定、心不全合併などがあれば早期のカテーテル治療を推奨

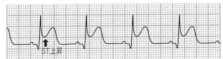

ST上昇

- ★ STEMIの定義は「解剖学的に隣り合った2つ以上の誘導で1mm以上のST上昇がある」
- ★ 心電図の方眼紙の1目盛りが1mm

大動脈解離

● スタンフォードA型とB型がある

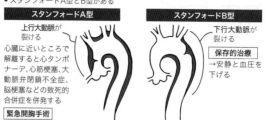

スタンフォードA型

上行大動脈が裂ける

心臓に近いところで解離するとタンポナーデ、心筋梗塞、大動脈弁閉鎖不全症、脳梗塞などの致死的合併症を併発する

緊急開胸手術

スタンフォードB型

下行大動脈が裂ける

保存的治療
→安静と血圧を下げる

肺血栓塞栓症 (PTE)

急性 PTE の診断手順

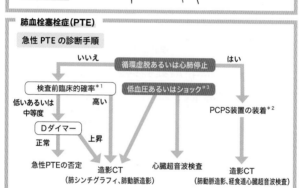

PTEを疑った時点でヘパリンを投与する。DVTも同時に探索する

＊1：スクリーニング検査として胸部X線、心電図、動脈血ガス分析、経胸壁心臓超音波検査、血液生化学検査を行う

＊2：PCPS装置が利用できない場合には胸骨圧迫、昇圧薬により循環管理を行う

＊3：低血圧あるいはショックでは、造影CTが可能なら施行するが、施行が難しい場合には心臓超音波検査の結果のみで血栓溶解療法などを考慮してよい

佐久間聖仁：急性肺血栓塞栓症の診断：今後の方向性．Ther res 2009；30：744-747. より転載

緊張性気胸

● 検査を待っている余裕はなく、呼吸困難、頸静脈怒張、血圧低下（ショック）、患側の呼吸音消失、皮下気腫など緊張性気胸を疑えば、すぐに脱気する

● 第2肋間鎖骨中線上から14～16Gの太さの静脈留置針を穿刺して脱気する。その後胸腔ドレナージ

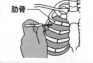

肋骨

11 腹痛

入院中の

＜即、ドクターコール基準＞

☐ バイタルサインの異常

☐ 腹膜刺激症状あり

☐ 突然発症と６時間以上持続する
　腹痛

★腹膜刺激症状とは、腹膜炎を示唆する所見。
　腹部が振動したときに痛みが増強する、あるいは腹部が硬い
・反跳痛（ブルンベルグ徴候）：腹部を押したときよりも離したときに痛みが強い
・タッピングペイン：トントンと指でおなかを叩くと痛みが強い
・筋性防御：触診で触れられたときに自分で腹筋に力を入れて防御する
・板状硬：筋硬直が腹部全体に及んでいる

＜初期対応＞

腹痛あり

異常なし ┈┈ **バイタルサイン測定** ┈┈ 異常あり

OPQRSTによる腹痛の問診・観察（p.25参照）

突然発症と６時間以上持続する
痛みは緊急性が高い

即、ドクターコール
即 Drコール

即 Drコール
**即、ドクターコール
破裂、解離、閉塞、捻転の
可能性が高い**

腹部の観察

✔ 視診：手術痕（癒着性腸閉塞）、腹部膨満（腸閉塞・イレウスや腹水貯留）の有無
✔ 聴診：腸蠕動音（金属音→腸閉塞、減弱・消失→イレウス）
✔ 打診：ポンポンと高い音（鼓音）→腸閉塞・イレウス
✔ 触診：腹膜刺激症状→腹膜炎→緊急性高い

鎮痛薬の投与

★アセリオ1000mgを推奨（急性腹症ガイドライン）。アセトアミノフェンは副作用が少ないため（NSAIDsがダメなわけではない）

✔ 鎮痛薬投与後も痛みが改善しない→緊急性高い

Drコール
**ドクターコールし、採血、末梢ルート確保、
心電図、超音波、腹部単純X線、CTなど**

★造影CTになることが多く、造影剤アレルギー、腎機能障害、ビグアナイド系糖尿病薬（メトホルミンなど）の有無は確認しておく

腹痛の問診：OPQRST

Onset 発症様式	いつから 痛みますか？	● 突然→破裂、解離、閉塞、捻転 ● 急性→胆嚢炎、膵炎など ● 間欠的（波がある）→消化管や尿管などが原因 ● 持続痛→腹膜炎
Palliative/ Provocative 増悪・寛解因子	どんなときに痛みが 強くなりますか？ 弱くなりますか？	● 食後に増悪→消化器疾患 ● 食事とは関係なく増悪→消化器疾患以外
Quality/ Quantity 症状の性質・ ひどさ	どんな痛みですか？	● 痛みの程度が強いほど緊急性高い
Region/ Radiation 場所・放散の 有無	どこが痛みますか？	
	腹部全体	消化管穿孔、絞扼性腸閉塞、上腸間膜動脈閉塞症、非閉塞性 腸管虚血、糖尿病性ケトアシドーシス
	心窩部	逆流性食道炎、胃・十二指腸潰瘍、膵炎、狭心症・心筋梗塞、腹 部大動脈瘤破裂
	右上腹部	胆嚢炎・胆管炎、十二指腸潰瘍、肝がん破裂、心筋梗塞
	右下腹部	虫垂炎、腸炎、憩室炎、泌尿器科疾患、婦人科疾患
	左上腹部	胃潰瘍、膵炎、大動脈解離
	左下腹部	便秘、腸炎、憩室炎、泌尿器科疾患、婦人科疾患
	臍周囲	虫垂炎初期、腸閉塞、膵炎、腹部大動脈瘤破裂
	下腹部	虫垂炎、腸炎、憩室炎、泌尿器科疾患、婦人科疾患
associated **S**ymptoms 随伴症状	痛みのほかに 何か症状は ありますか？	● 悪心・嘔吐→腸閉塞・イレウス、心筋梗塞など、 　さまざまな疾患で起こる ● 便秘→腸閉塞・イレウス ● 下痢：腸炎 ● 吐血・下血→胃・十二指腸潰瘍、憩室炎、虚血性腸炎 ● 黄疸→胆管炎 ● 血尿→尿路結石、尿路感染 ● 不正性器出血→婦人科疾患
Time course 時間経過	痛みはどのくらい 持続していますか？	● 6時間以上持続する激しい痛みは手術を要 　する病態であることが多い→緊急性高い

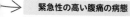

緊急性の高い腹痛の病態

破裂	腹部大動脈瘤破裂、消化管穿孔、異所性妊娠破裂、卵巣嚢腫破裂、肝細胞癌破 裂、食道静脈瘤破裂など
解離	大動脈解離、上腸間膜動脈解離
閉塞	急性心筋梗塞、急性閉塞性化膿性胆管炎、急性腸管虚血（SMA閉塞など）など
捻転	絞扼性腸閉塞、ヘルニア嵌頓、卵巣嚢腫茎捻転

入院中の

12 悪心・嘔吐

<即、ドクターコール基準>

☐ 窒息、意識障害を伴う悪心・嘔吐
☐ 緊急性の高い原因疾患が疑われる症状（頭痛、胸痛、眼痛、視覚異常）
を伴う場合

<初期対応>

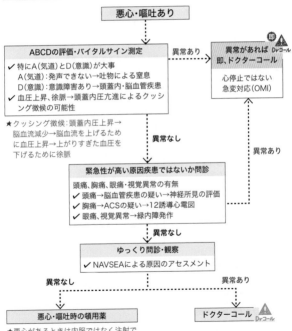

悪心・嘔吐あり

ABCDの評価・バイタルサイン測定

✔ 特にA（気道）とD（意識）が大事
A（気道）：発声できない→吐物による窒息
D（意識）：意識障害あり→頭蓋内・脳血管疾患
✔ 血圧上昇、徐脈→頭蓋内圧亢進によるクッシ
ング徴候の可能性

★クッシング徴候：頭蓋内圧上昇→
脳血流減少→脳血流を上げるため
に血圧上昇→上がりすぎた血圧を
下げるために徐脈

異常あり →

即 Drコール

**異常があれば
即、ドクターコール**

心停止ではない
急変対応（OMI）

異常なし

異常あり

緊急性が高い原因疾患ではないか問診

頭痛、胸痛、眼痛・視覚異常の有無
✔ 頭痛→脳血管疾患の疑い→神経所見の評価
✔ 胸痛→ACSの疑い→12誘導心電図
✔ 眼痛、視覚異常→緑内障発作

異常なし

ゆっくり問診・観察

✔ NAVSEAによる原因のアセスメント

異常なし

異常あり

悪心・嘔吐時の頓用薬

ドクターコール Drコール

★悪心があるときは内服ではなく注射で
★腸閉塞はプリンペラン禁忌（麻痺性イ
レウスであれば投与可）

悪心・嘔吐の原因：NAVSEA

原因	鑑別疾患	確認事項
Neuro CNS **頭蓋内病変、脳血管疾患**	脳腫瘍、脳出血、くも膜下出血、脳梗塞、脳炎、髄膜炎	● 神経所見の異常
Abdominal **消化器疾患**	腸閉塞（絞扼性）、イレウス、消化管出血、胆石発作、胆管炎、膵炎、急性虫垂炎	● 腹部膨満→腸閉塞・イレウス、吐下血→消化管出血、黄疸、右季肋部痛→胆管炎、心窩部痛、背部痛→膵炎、右下腹部痛→急性虫垂炎
Vestibular **前庭神経刺激**	急性緑内障、突発性難聴、メニエール病、乗り物酔い	● めまい、聴力障害など
Sympathetic, **S**omatopsychiatric **心身症、精神疾患、 交感神経・ 副交感神経の異常**	心筋梗塞、神経性食思不振症	● 胸痛→心筋梗塞、神経性食思不振症の既往
Electrolyte, endocrinotogic, disorder **電解質異常、内分泌疾患**	高カルシウム血症、低ナトリウム血症、妊娠、糖尿病性ケトアシドーシス	● 内分泌疾患の既往
Addiction **薬物中毒**	オピオイド、ジギタリス、テオフィリン、アルコール、化学療法、麻酔	● 使用薬剤（特にオピオイド）

赤字は緊急性が高い

13 吐血・下血 入院中の

＜定義＞

吐血・下血の出血臓器（部位）による血液の色調

吐血

多量の出血　　少量〜中等量の出血

鮮紅色　　　　鮮紅色

　　　　　　暗赤色〜
　　　　　　コーヒー
　　　　　　残渣様

★消化管内での停滞時間が長いほど胃液や腸液の影響を受けて黒色になる

口
食道
胃
十二指腸
小腸（空腸）
小腸（回腸）
大腸（盲腸、上行結腸、横行結腸）
大腸（下行結腸、S状結腸、直腸）

肛門

黒色／タール色

暗赤色

明赤色

鮮紅色

下血

日本臨床外科学会ホームページ
「吐血・下血」より転載
https://www.ringe.jp/civic/20190603/
（2023.4.1 アクセス）

吐血
- ✔ 食道からの出血や、大量の胃・十二指腸からの出血では、真っ赤な血液を吐血する
- ✔ 胃と十二指腸からの出血で、すぐに吐き出すほど大量ではなく、胃の中で長時間貯留するような場合には、暗赤色〜コーヒー残渣様のものを吐血する

下血
- ✔ 上部消化管からの出血は吐血・下血の両方を起こすが、下部消化管からの出血では吐血は起こらず下血のみである

出血性ショックの重症度分類　　出血性ショック

	Class 1 正常	Class 2 軽症	Class 3 中等症	Class 4 重症
ショック指数 心拍数/収縮期血圧	0.5	1.0	1.5	2.0
推定出血量（mL）	750未満	750〜1500	1500〜2000	2000以上
推定出血量（%）	15未満	15〜30	30〜40	40以上
心拍数（回/分）	100未満	100〜120	120〜140	140以上
収縮期血圧	正常	正常	低下	低下
症状・所見	なし／軽度の不安	頻脈、蒼白、冷汗	呼吸促迫、乏尿	意識障害・無尿

American College of Surgeons: Advanced Trauma Life Support Course. Student Manual, 7th ed. Chicago, IL: American College of surgeouns, 2004.

＜即、ドクターコール基準＞

□ 新たに起こった吐血・下血
□ 大量の出血
□ ショック指数1.0（Class2）以上

＜初期対応＞

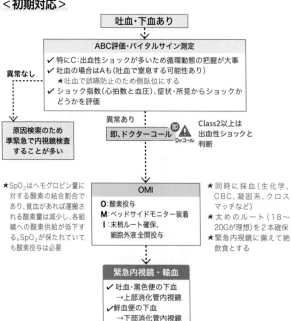

| 吐血・下血あり |

ABC評価・バイタルサイン測定
✔ 特にC：出血性ショックが多いため循環動態の把握が大事
✔ 吐血の場合はAも（吐血で窒息する可能性あり）
　★吐血で誤嚥防止のため側臥位にする
✔ ショック指数（心拍数と血圧）、症状・所見からショックか
　どうかを評価

異常なし →

**原因検索のため
準緊急で内視鏡検査
することが多い**

異常あり
即、ドクターコール　Class2以上は
出血性ショックと
判断

★SpO₂はヘモグロビン量に
対する酸素の結合割合で
あり、貧血があれば運搬さ
れる酸素量は減少し、各組
織への酸素供給が低下す
る。SpO₂が保たれていて
も酸素投与は必要

OMI
O：酸素投与
M：ベッドサイドモニター装着
I：末梢ルート確保、
　細胞外液全開投与

★同時に採血（生化学、
CBC、凝固系、クロス
マッチなど）
★太めのルート（18〜
20Gが理想）を2本確保
★緊急内視鏡に備えて絶
飲食とする

緊急内視鏡・輸血
✔ 吐血・黒色便の下血
　→上部消化管内視鏡
✔ 鮮血便の下血
　→下部消化管内視鏡

★大量の上部消化管出血では鮮血の
下血が出るため、鮮血便＝下部と
は言い切れない
★血行動態不安定な患者の上部消化
管出血の第一選択は緊急内視鏡。
内視鏡的止血が難しい場合には
SBチューブ。コントロールできな
い大量出血の場合は外科的治療

★急速輸液負荷でもバイタルが改善し
ない大量出血が想定される場合に
は、Hbにかかわらず積極的に輸血す
る（急性の大量出血ではHb低下が
みられないこともあるため）
★バイタルが安定していればHb7g/
dL以下で輸血（冠動脈疾患ではHb
9g/dL以下）

14 便秘

入院中の

＜定義＞

☐ 本来体外に出すはずの糞便を十分量かつ快適に排出できない状態
（慢性便秘症診療ガイドライン）

★排便回数が少ないからといって便秘とはいわない（3日以上排便なし＝便秘ではない）

＜対応＞

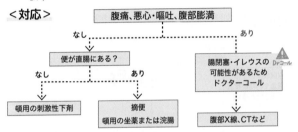

下剤の選択

排便回数減少型 （めやすとして排便が週3回未満）	排出困難型 （便が直腸にあるが出ない）
● 頓用で刺激性下剤（腸蠕動亢進）＋定期で非刺激性下剤（便をやわらかくする）	● 摘便or頓用で坐薬＋定期で非刺激性下剤

★ブリストル便形状スケール（p.33参照）3〜5をめざす

頓用の刺激性下剤

一般名（商品名）	効果発現	その他
ピコスルファート （ラキソベロン）	7〜12時間	● 1回10〜15滴で使用（錠剤1錠は液剤5滴に相当する） ● 滴数で細かく用量調整できる ● 効果発現に時間がかかるため眠前に使用
センノシド （プルゼニド）	8〜10時間	● 効果発現に8〜10時間かかるため眠前に使用（朝の自然な排便をめざしたい場合や、深夜に大量排便すると困る場合は眠前使用を推奨）
センナ （ヨーデル、アローゼン）	8〜12時間	

頓用の坐薬

一般名(商品名)	効果発現	その他
炭酸水素ナトリウム・無水リン酸二水素ナトリウム (新レシカルボン坐剤)	約18分	● 直腸に便が降りてきていない場合は効果がない ● 効果発現まで早いため、反応便がない場合は摘便する
ビサコジル (テレミンソフト坐薬)	15〜60分	● 直腸に便が降りてきていない場合は効果がない ● 効果発現まで早いため、反応便がない場合は摘便する ● 胃結腸反射を促すために朝食後に使用するとよい

頓用の浣腸

グリセリン浣腸	直後〜15分	● 直腸に便が降りてきていない場合は効果がない ● 便意を我慢できない場合には浣腸液が深部に届かないため効果が乏しい ● 強制排便による迷走神経反射で血圧低下、ショックが起こる可能性がある ● 腸管穿孔の危険性がある(特に立位)

定期の非刺激性下剤

酸化マグネシウム (マグミット)	8時間	● 長期使用、高齢者、腎機能低下患者は高マグネシウム血症のリスクになるので、酸化マグネシウムよりも以下の薬剤のほうがいい
ラクツロース (ラグノスNFゼリー)	資料なし	● 従来のラクツロース製剤は高浸透圧で消化されにくく腹部膨満が起こりやすかったが、ラグノスは腹部膨満が少ない
ルビプロストン (アミティーザ)	約13.1時間	● 妊婦には禁忌(流産の恐れ) ● 副作用で若い女性に悪心が多い(体格のよい男性は少ない)
リナクロチド (リンゼス)	24時間以内	● 排便に伴う疼痛を軽減する ● 排便前後に腹痛や腹部不快感のある慢性便秘によい適応
ポリエチレングリコール(PEG)製剤 (モビコール)	約2日	● モビコール内用剤LD1包を60mL(HDは120mL)の水に溶いて飲用 ● 体内で吸収されることはほぼなく、心不全・腎不全でも安全に使用できる
エロビキシバット (グーフィス)	5.2時間	● 胆汁酸再吸収阻害作用→大腸に流入する胆汁酸増加→水分分泌と蠕動促進 ● 胆汁酸は刺激的であるため、副作用で腹痛あり ● 胆汁分泌能が低下している場合は効果なし
ナルデメジン (スインプロイク)	4.7時間	● オピオイド(麻薬性鎮痛薬など)による便秘に効果あり

入院中の

15 下痢

<定義>

□ 1日200mL以上の水様便や1日3回以上の水様便

<即、ドクターコール基準>

□ 高度な下痢

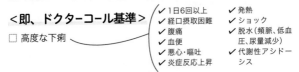

- ✓ 1日6回以上
- ✓ 経口摂取困難
- ✓ 腹痛
- ✓ 血便
- ✓ 悪心・嘔吐
- ✓ 炎症反応上昇
- ✓ 発熱
- ✓ ショック
- ✓ 脱水（頻脈、低血圧、尿量減少）
- ✓ 代謝性アシドーシス

<初期対応>

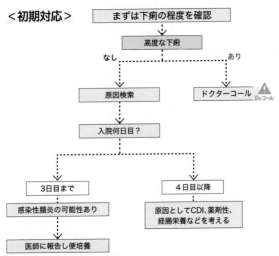

```
        まずは下痢の程度を確認
                 ↓
            高度な下痢
     なし ←         → あり
      ↓                ↓
    原因検索        ドクターコール
      ↓
   入院何日目？
   ↓            ↓
 3目まで      4日目以降
   ↓            ↓
感染性腸炎の   原因としてCDI、薬剤性、
可能性あり    経腸栄養などを考える
   ↓
医師に報告し便培養
```

★ 3 days rule：感染性腸炎は食品の経口摂取が原因になることがほとんど。潜伏期間を考えても入院後72時間以上経過してからの下痢は感染性腸炎の可能性が低いため、原則便培養は必要ない（CDIの検査として便培養を行うこともある）

ブリストル便形状スケール

スコア			便の性状
便秘	1	●●●●	硬くてコロコロの兎糞状の便
	2	━━━	ソーセージ様だが硬い便
3		━━━	表面にひび割れのあるソーセージ状の便
4		━━	表面がなめらかでやわらかいソーセージ状の便
5		〜	半固形のやわらかい便
下痢	6	▬▬	境界不明、不定形の泥状便
	7	▬	固形物を含まない液体状の便

下痢の原因

CDI(クロストリディオイデス・ディフィシル感染症)

- 1か月以内の抗菌薬の使用あり→CDIの可能性あり
  →医師に報告しCD抗原/トキシン迅速検査、感染対策

抗原+ トキシン+	CDI確定
抗原+ トキシン-	CDIを 否定できない
抗原- トキシン-	CDIは否定的

★CDIは抗菌薬投与3〜10日後に水様性下痢を主症状として発症する
★抗原は感度が高く(90%以上)、トキシンは感度が低い(60%程度)
★CDIは接触感染のため、個人用のバイタルセットや袖付き長袖エプロン・手袋などの使用、アルコールが効かないため手洗いは流水と石けん、環境整備は次亜塩素酸

薬剤性:下剤、抗がん剤、免疫抑制剤、抗菌薬など

- 下剤→中止
- 抗がん剤→投与直後から起きるコリン作動性のものと、10日ほど経ってから起きる粘膜障害によるものがある。感染性ではないため止瀉薬(ロペラミド)などを使用する
- 免疫抑制剤→免疫抑制による感染性の下痢と粘膜障害などの非感染性の下痢の可能性がある
- 抗菌薬→抗菌薬関連下痢症の70〜90%が非感染性の下痢(10〜20%がCDI)。腸内細菌叢の変化による腸炎が主な原因であり、できれば抗菌薬を中止する

経腸栄養

- 投与速度が速い→投与速度をゆっくりに(p.200「プロトコル」参照)、間欠投与から持続投与に変更する、など
- 浸透圧が高い経腸栄養剤の使用→血清浸透圧(約300mOsm/L)に近い栄養剤を選択する(p.196「経腸栄養剤の種類」参照)

16 低血糖・高血糖

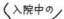入院中の

＜定義＞

血糖の正常値		低血糖	高血糖
空腹時	食後2時間		
70〜109mg/dL	140mg/dL未満	70mg/dL未満	110mg/dL以上 （空腹時）

★ 糖尿病患者は70以下で低血糖だが、糖尿病がない患者は60〜70程度では問題ないことも多く低血糖とはいわない
この場合、Whippleの3徴[①低血糖症状がある、②症状があるときに血糖値が低い（特に55mg/dL未満）、③低血糖を補正すると症状が緩和]を満たせば低血糖と診断する

低血糖症状

交感神経作用	神経性	その他
振戦 発汗 不安 悪心 ほてり 動悸 悪寒	めまい 錯乱 疲労感 不明瞭言語 集中力低下 嗜眠傾向	空腹感 脱力感 霧視

＜即、ドクターコール基準＞

低血糖

☐ 70mg/dL未満＋意識障害がある場合

高血糖

☐ 250〜300mg/dL以上＋意識障害がある場合

★ 点滴側で血糖測定していないかは必ず確認する

★ 簡易血糖測定器で測定できる範囲は低値は10〜20mg/dL、高値は500〜600mg/dLで、範囲外は「Lo」、「Hi」と表示される。Lo、Hiと表示されるような血糖値は非常事態なので、即、ドクターコールが必要

＜低血糖の初期対応＞

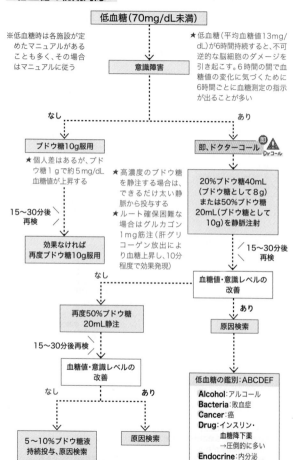

低血糖（70mg/dL未満）

※低血糖時は各施設が定めたマニュアルがあることも多く、その場合はマニュアルに従う

★低血糖（平均血糖値13mg/dL）が6時間持続すると、不可逆的な脳細胞のダメージを引き起こす。6時間の間で血糖値の変化に気づくために6時間ごとに血糖測定の指示が出ることが多い

意識障害

なし ─────────────────────── あり

ブドウ糖10g服用

★個人差はあるが、ブドウ糖1gで約5mg/dL血糖値が上昇する

15〜30分後再検

効果なければ再度ブドウ糖10g服用

★高濃度のブドウ糖を静注する場合は、できるだけ太い静脈から投与する
★ルート確保困難な場合はグルカゴン1mg筋注（肝グリコーゲン放出により血糖上昇し、10分程度で効果発現）

即、ドクターコール

20%ブドウ糖40mL（ブドウ糖として8g）または50%ブドウ糖20mL（ブドウ糖として10g）を静脈注射

15〜30分後再検

血糖値・意識レベルの改善

なし ─────────── あり

再度50%ブドウ糖20mL静注

15〜30分後再検

血糖値・意識レベルの改善

なし ───────── あり

5〜10%ブドウ糖液持続投与、原因検索

原因検索

★低血糖性昏睡が遷延する場合は、ステロイドを投与する場合もある（血糖上昇に加えて脳のダメージの予防効果もある）

原因検索

低血糖の鑑別：ABCDEF

Alcohol：アルコール
Bacteria：敗血症
Cancer：癌
Drug：インスリン・血糖降下薬
　　　　→圧倒的に多い
Endocrine：内分泌
Failure：肝不全・腎不全

＜高血糖の初期対応＞

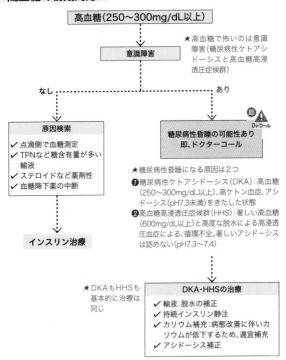

高血糖（250〜300mg/dL以上）

↓

意識障害

★高血糖で怖いのは意識障害（糖尿病性ケトアシドーシスと高血糖高浸透圧症候群）

なし ← → **あり**

原因検索
- ✔ 点滴側で血糖測定
- ✔ TPNなど糖含有量が多い輸液
- ✔ ステロイドなど薬剤性
- ✔ 血糖降下薬の中断

↓

インスリン治療

糖尿病性昏睡の可能性あり 即、ドクターコール

★糖尿病性昏睡になる原因は2つ
❶糖尿病性ケトアシドーシス（DKA）：高血糖（250〜300mg/dL以上）、高ケトン血症、アシドーシス（pH7.3未満）をきたした状態
❷高血糖高浸透圧症候群（HHS）：著しい高血糖（600mg/dL以上）と高度な脱水による高浸透圧血症による、循環不全。著しいアシドーシスは認めない（pH7.3〜7.4）

★DKAもHHSも基本的に治療は同じ

DKA・HHSの治療
- ✔ 輸液：脱水の補正
- ✔ 持続インスリン静注
- ✔ カリウム補充：病態改善に伴いカリウムが低下するため、適宜補充
- ✔ アシドーシス補正

医師からのアドバンスメモ

高血糖のときは、脱水にもかかわらず低ナトリウム（Na）血症となる

【高血糖による低Na血症】
- 水分の細胞内から細胞外への移動のために生じる
- 脱水と低Na血症がある
- 血糖値が100mg/dL上昇するごとに1.6mEq/Lだけ血清Na値が低下する
- 高血糖が高度になると、100mg/dL上昇するごとに2.0mEq/Lだけ血清Na値が低下する

17 膀胱留置カテーテル挿入

<必要物品>

☐ 膀胱留置カテーテルキット

> 膀胱留置カテーテル一体型閉鎖式蓄尿バッグ、滅菌手袋、ディスポーザブルシーツ、潤滑剤、消毒薬(ポビドンヨード)、綿球、鑷子、滅菌蒸留水入りシリンジ

★通常、カテーテルは14〜16Frを選択する。挿入しにくいときは太いカテーテルを選択すると、しっかりしていて留置しやすい

☐ 固定テープ

★固定デバイスがキットに入っているものもある

☐ ビニール袋

☐ 個人防護具(PPE):マスク、手袋、エプロン、ゴーグルなど

- -

<事前に確認>

☐ ラテックスとヨードのアレルギーの有無

★ラテックスアレルギーはシリコン製のカテーテル、ヨードアレルギーはベンザルコニウム(オスバンなど)を選択する

★アルコール、クロルヘキシジンは粘膜には禁忌!

☐ 前立腺肥大症の有無

★前立腺肥大症は尿道損傷しやすい

- -

<手順>

❶ 患者に説明し、ズボン、下着を脱がせる

❷ キットを開けて、ディスポーザブルシーツを取り出す

❸ 臀部の下にディスポーザブルシーツを敷く

❹ 手指衛生して滅菌手袋着用。トレイを患者の近くに置く

❺ 消毒薬と潤滑剤をトレイに出す。バルーンに蒸留水を入れて破損がないかチェック

★バルーンから水が漏れ出る、バルーンが膨らまない、片側だけ膨らむなどは破損とみなす

❻ 消毒薬を浸した綿球で尿道口を消毒する

★男性:中心から円を描くように2〜3回、女性:小陰唇を開いて尿道口から膣に向かって3回

❼ カテーテル先端に潤滑剤をつける

❽ カテーテルを外尿道口から挿入し(男性:カテーテルの根元まで、女性:6〜7cm)、尿の流出を確認したらバルーンを膨らませる

> ★尿道の長さは男性:15〜20cm、女性:4〜5cm
> ★男性の場合、大きく呼吸してもらいリラックスさせると括約筋の緊張が取れて挿入しやすい

尿流出がない場合は膨らませてはならない!

> ★高齢女性で、膣が萎縮して外尿道口が確認できないとき:膣前壁中央に膣壁を沿わすように盲目的にカテーテルを進めると尿道に入ることがある。砕石位にして観察すれば外尿道口を確認できることが多い。誤って膣にカテーテルを進めた場合は、新しいカテーテルに交換する

❾ カテーテルを少し引いて抜けないことを確認し、外陰部の消毒を拭き取り、ディスポーザブルシーツを取り除く

❿ PPEを外し、手指消毒をして固定テープで固定する(男性:下腹部、女性:大腿内側)

＜合併症＞

合併症	症状	特徴・対処方法など
尿道損傷	会陰痛、血尿	● 医師に報告し画像評価。バルーンが尿道内で拡張している場合は、すみやかにカテーテルを抜去する。その後は膀胱鏡や逆行性尿道像影が推奨されており、泌尿器科にコンサルトする ● 尿の流出を確認せずに、バルーンを拡張させたことで起こる場合がほとんどなので、カテーテル挿入後は必ず尿の流出を確認してからバルーンを拡張する
カテーテル関連尿路感染症(CAUTI)	発熱、尿混濁	● 定義は「入院中に48時間以上膀胱留置カテーテルを留置され、他の感染症の原因がなく、尿培養から10^3cfu/mL以上の菌が検出される」 ● 毎日、入浴や尿道口を石けんや水で洗浄することが推奨されている(消毒薬は推奨しない) ● 最も重要なのは、不要な膀胱留置カテーテルの留置を行わないこと
カテーテル抜去困難	バルーン内の固定水が抜けないことが多い	● 固定水に生理食塩液を使用したり、鉗子などでクランプすることによる固定水ルートの閉塞が原因になることがある

18 グリセリン浣腸

＜必要物品＞

□ グリセリン浣腸液　　□ 不織布　　□ トイレットペーパー
□ 潤滑剤　　　　　　　□ ディスポーザブルシーツ

＜手順＞

❶ グリセリン浣腸液を温める(体温〜40℃程度)
　★最近は常温でもよいという意見もあるが、添付文書には温めると記載あり

❷ 臀部の下にディスポーザブルシーツを敷く

❸ 左側臥位にする
　★左側臥位は、体の左側に位置する下行結腸に浣腸液をうまく流し込むため(添付文書にも記載あり)
　★差し込み便器を入れて仰臥位で行うこともある(我慢できない人など)
　★立位は禁忌(腸管穿孔のリスク大！！)

❹ チューブ先端まで液を満たして、不織布に出した潤滑剤を先端につける。ストッパーは6cmの位置にする

❺ チューブを5〜6cmゆっくりと挿入
　★「口でゆっくりと深呼吸してください」などと声をかける(肛門括約筋の緊張が取れる)

❻ グリセリン浣腸60mLの場合、20秒かけて注入
　★速いと迷走神経反射で徐脈を起こす可能性あり！

❼ トイレットペーパーをあててチューブを抜く

❽ ベッドで安静にし、便意が強くなるまで我慢してもらい、我慢できなくなったらトイレに誘導
　★早めにトイレに行ってから我慢してもらってもよい
　★浣腸による強制排便時には、迷走神経反射による血圧低下、ショックを起こす可能性があるため、可能な限り付き添う
　★間質性肺炎などによる肺高血圧のある患者は、排便での努責には特に注意が必要

＜合併症＞

合併症	症状	対処方法など
迷走神経反射	徐脈、血圧低下、ショック	• ゆっくり注入する • すぐに対応できるように、可能な限り付き添う
腸管穿孔	激しい腹痛	• 立位で行わない

19 経鼻胃管挿入

＜必要物品＞

☐ 経鼻胃管（経腸栄養目的：5〜10Fr、ドレナージ目的：12F以上）

☐ 潤滑剤

☐ 不織布

☐ カテーテルチップシリンジ（経腸栄養用シリンジ）

☐ 固定用テープ

☐ ガーグルベースン

☐ 吸引の準備（嘔吐→誤嚥に備える）

＜手順＞

❶ 患者を座位あるいはファーラー位にし、ガーグルベースンを患者のそばに置いておく

❷ 不織布に出した潤滑剤を、胃管先端につける

❸ どちらの鼻腔が通りやすいか片方の鼻孔を閉じて鼻呼吸してもらい、通りがよいほうの鼻孔を選択する

❹ 鼻腔から胃管を挿入
　★顔面に対して垂直に挿入すると中鼻甲介あたりに当たることがあり、抵抗を感じたら少し引き戻してから下向きに進めると胃管が進みやすい
　★中鼻甲介に強く当てると鼻出血しやすいため愛護的に行う

❺ 15cm程度で咽頭に達する。咽頭に達したら頸部を前屈してもらって、嚥下を促しながら、嚥下に合わせて挿入
　★咽頭への刺激で嘔吐する可能性があるので注意
　★咳嗽や呼吸困難が出現した場合、気管に入っている可能性ありいったん抜去

❻ 胃管の目盛りが45〜60cmの位置まで挿入したら、カテーテルチップシリンジを接続し胃内容物を吸引

❼ 固定用テープで固定する
　★鼻孔の位置でチューブにマーキングし、固定位置（何cm固定か）を確認する

経鼻胃管の固定の例

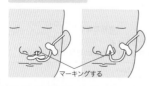

マーキングする

★鼻翼に潰瘍ができやすいので、圧迫しないようにテープを貼る

❽ 胃管の位置確認

✔ **胃内容物の吸引・pH測定**
★ pH5.5未満(酸性)であれば胃内と判断する。ただし制酸薬(胃薬)を投与している患者ではpHが5.5以上になることもある

✔ **気泡音**
★ 心窩部に聴診器を当てて空気を注入してコポコポという音を確認
★ ただし胃に挿入されていなくても胃に挿入されているような音が聞こえるため、あまり当てにならない

✔ **呼気ガスディテクタ(例:コンファーム・ナウ)**
★ 気管に誤挿入されていると紫色から黄色に変化する

✔ **口腔内の観察**
★ 口腔内で胃管がたわんでいないかを観察する
★ 患者に声を出してもらい、声が出ない、かすれるなどあれば気管への誤挿入を考える。激しい咳、空嘔吐も気管への誤挿入を疑う

> 上記の複数の方法を組み合わせて、最終的に胸部X線で確認する

胸部X線での確認ポイント[5]

✔ チューブが見えるか
✔ チューブは食道に沿っているか
✔ チューブは気管分岐部を2分しているか
（チューブが気管分岐部と交差しているのが見えるか）
✔ チューブがすぐに左側に曲がっていないか
✔ チューブは正中で横隔膜を越えているか
✔ チューブの先端は左側の横隔膜の下に見えるか
✔ チューブが食道内にあると考えたら、それを進めることはできるか
✔ チューブは喉頭や食道上部で渦巻いていないか
✔ チューブの挿入した長さは胃に到達する長さか
✔ X線の範囲は、チューブが明確に見えるくらい横隔膜下まで十分に撮影されているか、もしくは撮り直しの必要があるか

【正しい留置像】

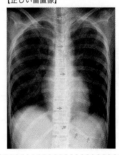

＜合併症＞

合併症	症状	特徴・対処方法など
気管への誤挿入	咳嗽、呼吸困難	● ただちにカテーテルを抜去する
消化管穿孔・出血	激しい腹痛、吐血・下血	● ガイドワイヤー付きの内腔の細いカテーテルで起こりやすい ● 消化器内科・外科にコンサルし、内視鏡や手術
鼻出血	鼻出血	● カテーテルを抜去し鼻出血の治療
嘔吐→誤嚥	SpO₂低下、頻呼吸	● 状態に応じた治療

──── 口腔・鼻腔・気管 ────

20 吸引

吸引が必要かのアセスメント(非挿管の場合)
- ✔ 努力呼吸あり
- ✔ 触診で振動がある
- ✔ 湿性咳嗽あり
- ✔ 誤嚥やSpO₂の低下がある
- ✔ 聴診で副雑音や呼吸音の減弱あり

<必要物品>

☐ 吸引瓶
☐ 接続チューブ(瓶とカテーテルをつなぐチューブ)
☐ 吸引カテーテル
　口腔・鼻:10Frか12Fr
　気管:気管チューブの内径の半分以下が推
　　　　奨されており、サイズの目安は気管
　　　　チューブの内径mm×1.5Fr
　　例)内径7mmの気管チューブでは7×1.5=10.5なので
　　　10Frが目安

(気管内吸引では
これに加えて)

☐ 滅菌手袋あるいは
　未滅菌手袋
☐ 滅菌蒸留水
☐ カフ圧計

☐ アルコール綿
☐ PPE:エプロン、マスク、使い捨て手袋、ゴーグルなど
☐ 水道水

- -

<手順>

口腔・鼻腔吸引

❶ 手指衛生→PPE装着

❷ アルコール綿と水(カップなどに入れて)を準備し、吸引カテーテルを接続
チューブに接続する

❸ 吸引圧を調整:13〜20kpa(100〜150mmHg)

❹ 吸引カテーテルの根元を折り曲げて吸引圧をかけずに口または鼻に挿入し、
10〜15秒以内で吸引
　★挿入長の目安:口腔5〜10cm、鼻腔15〜20cm
　★根元を折り曲げて挿入すると、開放したときに設定以上の吸引圧が
　　かかる恐れがあるため、根元を折り曲げないという意見もある(施設の基準に従う)

❺ 吸引カテーテルの外側をアルコール綿で拭き、水を吸引して吸引カテーテル
内を洗浄する

気管吸引 (人工呼吸器がついていない気管切開患者を想定)

　★気管吸引で低酸素血症になることが多いので、SpO₂はモニタリングしておく

❶ 口腔・鼻腔とカフ上部を吸引しておく
　★気管吸引の前に口腔・鼻腔、カフ上部の吸引を行うことで、肺炎リスクが減少すると考え
　　られている(カフ付きの気管切開チューブであったとしても、気管吸引時に口腔、鼻腔や
　　カフ上部に貯留している分泌物がカフの隙間を通って気管内に流れ込む可能性あり)

❷ カフ圧を確認(20〜30cmH₂O、15〜22mmHg)

❸ アルコール綿と滅菌蒸留水を準備

❹ 吸引圧を調整:13〜20kpa(100〜150mmHg)

❺ 利き手に滅菌手袋か未滅菌手袋、反対に使い捨て手袋を装着して、吸引カテーテルを清潔に取り出す
　★CDCは「滅菌手袋を使用するか未滅菌手袋を使用するかは未解決問題」[6)]としている

❻ 吸引カテーテルの根元を折り曲げて吸引圧をかけずに挿入し、10〜15秒以内で吸引する
　＊挿入長の目安:気管切開の場合は 12〜15cm。ただし気管分岐部に当たったら1〜2cm引き抜く

❼ 吸引カテーテル外側をアルコール綿で拭いて、滅菌蒸留水を吸引して吸引カテーテル内を洗浄

❽ カフ圧を確認(20〜30cmH₂O、15〜22mmHg)

<合併症>

口腔・鼻腔吸引

合併症	特徴・対処方法など
口腔内の粘膜損傷・出血	● 適正な吸引圧を保つ ● 特に抗凝固療法中などの凝固能異常がある患者は注意(APTT≧45秒、PT-INR≧1.5、血小板≦10万/μL)
鼻出血	● 鼻入口部のキーゼルバッハ部位で鼻出血しやすい ● 鼻背に沿った上向きのカテーテル挿入で当たりやすい。下方に向けるイメージで行う ● 特に抗凝固療法中などの凝固能異常がある患者は注意(APTT≧45秒、PT-INR≧1.5、血小板≦10万/μL)

気管吸引

気管粘膜の損傷・出血	● 吸引カテーテルの挿入長、吸引圧が適切であるかを確認する ● 特に抗凝固療法中などの凝固能異常がある患者は注意(APTT≧45秒、PT-INR≧1.5、血小板≦10万/μL)
低酸素血症、無気肺	● 吸引による気道内酸素量の低下、PEEPの低下による低酸素血症、無気肺となる ● 人工呼吸器装着患者では吸引前に酸素フラッシュ(100%酸素投与)を行う
不整脈、心停止、徐脈、頻脈	● 吸引刺激で交感神経反射や副交感神経反射が起こり、不整脈、心停止、徐脈、頻脈となる ● 特に心疾患を有する患者や心臓外科術後患者は要注意 ● 意識レベルや心電図モニターを確認しながら行う
血圧変動	● 気管吸引が咳嗽を誘発したり、それ自体が血圧を上昇させ心拍数を増やす刺激となり得る ● 咳嗽により胸腔内圧が上昇し、一時的に静脈環流が減少すると血圧低下も起こり得る ● 鎮静レベルの確認を行う
頭蓋内合併症 (頭蓋内圧上昇、脳内出血、脳浮腫)	● 胸腔内圧が上昇することで頭蓋内圧が上昇する ● 脳外科手術後や脳浮腫がある患者で特に注意が必要 ● 鎮痛・鎮静レベルの確認を行う

21 無菌操作を要する処置

| 無菌操作を
要する処置の例 | ● CVC（中心静脈カテーテル）挿入
● PICC（末梢挿入式中心静脈カテーテル）挿入
● 胸腔ドレーン挿入（胸腔穿刺） | ● 腹腔穿刺
● 腰椎穿刺
● 骨髄穿刺　　など |

＜必要物品＞

☐ 滅菌穴あきドレープ（患者にかける）

☐ 滅菌ドレープ（処置台にかける）

☐ 滅菌ガーゼ

☐ 局所麻酔薬（1%キシロカインなど）

☐ 10mLシリンジ（局所麻酔用）

☐ 注射針18G（局所麻酔薬を吸う用）・23G（局所麻酔用）

☐ 消毒薬（ポビドンヨード、クロルヘキシジンアルコールなど）

☐ 滅菌ガウン（医師用）

☐ 滅菌手袋（医師用）
　★事前にサイズを確認しておく

☐ 看護師用のPPE（個人防護具）

☐ 処置台

☐ ディスポーザブルシーツ（患者の下に敷く）

＜手順＞

❶ タイムアウト

☐ 処置前に、処置にかかわるすべての人で、患者氏名、処置の目的、処置する部位（左右など）、患者に特有のリスク、アレルギーの有無などを確認する
　★心電図、SpO₂モニター、血圧測定が必要かどうかを医師に確認しておく

❷ 患者の体位を整える

☐ 体位は処置を行ううえで重要なことも多く、医師とともに行う

☐ 処置する場所の下には、血液などで汚染することを防ぐためディスポーザブルシーツを敷いておく

主な処置の体位

CVC挿入	内頸・鎖骨下静脈穿刺	10〜20度のトレンデンブルグ位（傾斜が無理な場合は下肢挙上）
	大腿静脈穿刺	水平位（仰臥位）あるいは逆トレンデンブルグ位（上半身挙上）
PICC挿入		仰臥位で腕の肩関節を30度外転させ、やや回外した肢位
胸腔ドレーン挿入（胸腔穿刺）	胸水ドレナージ目的	起座位でオーバーテーブルなどにもたれさせる
	脱気目的	仰臥位または30〜60度頭部挙上
腹腔穿刺		通常は仰臥位
腰椎穿刺		背中をできるだけ丸めて膝を抱え込む（左側臥位）
骨髄穿刺	腸骨穿刺	腹臥位
	胸骨穿刺	仰臥位

❸ 消毒

□ 看護師 ：消毒薬を医師に手渡す　　□ 医師 ：患者に消毒をする

★消毒薬はポビドンヨード（イソジン）やクロルヘキシジンアルコールが使用される。CRBSI（カテーテル関連血流感染）はクロルヘキシジンのほうがポビドンヨードよりも少ないとされ、CVCにかかわる消毒にはクロルヘキシジンが使用される

★ポビドンヨードはヨウ素の酸化作用により殺菌される。消毒部位に塗布後約60〜120秒で殺菌作用が最大となるため、消毒後、しばらく待つ必要がある

★ポビドンヨード（イソジン）やアルコールのアレルギーがないかを確認しておく

過敏症（アレルギー）がある場合の消毒薬選択

	第1選択	第2選択
アルコール過敏症	ポビドンヨード	クロルヘキシジン
ポビドンヨード過敏症	クロルヘキシジン	消毒用エタノール
アルコール/ポビドンヨード過敏症	0.5%クロルヘキシジン	—

❹ 医師が清潔になる

□ 看護師 ：ガウンテクニックで医師が滅菌ガウンを着るのを介助する

★看護師のPPEをどの範囲まで装着するかは施設ごとによって異なる

❺ 清潔な処置台をつくる

□ 看護師 ：滅菌ドレープを医師に手渡す

□ 医師 ：滅菌ドレープを処置台にかける

❻ 処置台に必要物品を並べる

□ 看護師 ：処置に必要な物品を医師に手渡す

□ 医師 ：物品を処置台に並べていく

❼ 患者に滅菌穴あきドレープをかける

★処置する場所を清潔に保つ目的でかける

❽ 患者に局所麻酔をする

□ 看護師 ：局所麻酔を傾けて差し出す

□ 医師 ：20G注射針をつけた10mLシリンジで吸う。吸い終わったら23G注射針に付け替えて、処置する場所に局所麻酔を行う

★局麻を入れた10mLシリンジと生理食塩液を入れた20mLシリンジを取り違えないように注意する。局所麻酔を静注すると局所麻酔薬中毒による循環虚脱を起こす恐れがある

❾ 処置を行う

22 CVC（中心静脈カテーテル）挿入

中心静脈カテーテル（CVC：central venous catheter）
カテーテルの先端を血流が豊富な中心静脈（上大静脈・下大静脈）に留置する
高浸透圧の輸液（高カロリー輸液など）でも、ただちに希釈されて静脈炎などを起こさず投与できる

CVC の挿入部位（イメージ）

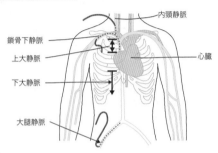

内頸静脈
鎖骨下静脈
上大静脈
心臓
下大静脈
大腿静脈

＜適応＞

□ TPN（中心静脈栄養）目的ではPICC（末梢挿入式中心静脈カテーテル、p.49）を使う場合が多く、今は重症患者にのみ挿入することが多い

＜必要物品＞

□ 中心静脈カテーテルキット
　★シングル、ダブル、トリプルルーメンなどがある。挿入部位によって長さも異なる（内頸・鎖骨下は短いタイプ、鼠径部は長いタイプ）ので、事前に医師に確認しておく
□ 縫合セット（持針器、縫合針）、縫合糸（3-0ナイロン糸など）
□ 20mLシリンジ、生理食塩液20mL（カテーテルを生食で満たす用）
□ （鎖骨下穿刺の場合）カテラン針23G
□ フィルムドレッシング
□ 超音波装置（エコー）、滅菌エコープローブカバー、超音波ゼリー

「無菌操作を要する処置」の必要物品（p.44）

＜手順＞

タイムアウト～局所麻酔までは「無菌操作を要する処置の介助」の手順(p.44)に準ずる

❶ CVC挿入時の体位調整

☐ 内頸・鎖骨下静脈穿刺→10～20度のトレンデンブルグ位（傾斜が無理なら下肢挙上）

★静脈が拡張すると、万が一空気が入った場合に脳に飛ぶのを予防する

右側の内頸・鎖骨下静脈穿刺の場合

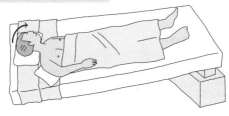

☐ 大腿静脈穿刺→水平位（仰臥位）あるいは逆トレンデンブルグ位（上半身挙上）

❷ エコーの準備

☐ エコーで見ながら穿刺する場合は、滅菌エコープローブカバーをつける

☐ 医師：滅菌エコープローブカバーを広げ、カバーの中に超音波ゼリーを適量入れる。プローブカバーに付属の輪ゴムでしばって準備完了

❸ 試験穿刺

☐ 医師：エコーで確認しながら局所麻酔のシリンジと針で試験穿刺（静脈の深さや方向を確認する）を行う

❹ 本穿刺

☐ 医師：エコーで確認しながら穿刺針を穿刺する
　　・逆血が来たら少し進め内筒を抜く。外筒にガイドワイヤーを挿入する
　　・ガイドワイヤーを残して外筒を抜く
　　・ガイドワイヤーにダイレーターを通す（穿刺部の皮膚や血管を広げる）
　　・ガイドワイヤーにカテーテルを通して挿入する
　　・カテーテルが目的に挿入長まで挿入できたらガイドワイヤーを引き抜く
　　・逆血を確認する
　　・カテーテルにロックコネクタ（シュアプラグなど）を接続する

❺ 縫合固定

□ 医師 ：固定板を装着し、カテーテルと皮膚を縫合する

❻ ドレッシング材貼付

□ 医師 ：滅菌穴あきドレープを外し、穿刺部位を消毒し、フィルムドレッシング材を貼付する

❼ 胸部X線撮影

□ 医師 ：胸部X線を撮影し、カテーテルの先端位置、気胸や血胸などがないかを確認する

処置後の確認事項

✔ カテーテル挿入長
  挿入長のめやすは右内頸：15〜18cm、左内頸：17〜20cm、大腿：15〜30cm、
  右鎖骨下：身長cm/10 − 2cm、左鎖骨下：身長cm/10 + 2cm
✔ 合併症が起こってないかを観察

＜合併症＞

合併症	症状	特徴・対処方法など
気胸	胸痛、SpO₂低下、穿刺側の呼吸音減弱・皮下気腫など	● 鎖骨下穿刺で起こりやすい（内頸静脈穿刺ではまれ。大腿静脈穿刺では起こらない） ● 挿入直後だけでなく遅発性で起こる場合もある ● ドレナージを必要とするほどの気胸が起こることは少ない
不整脈	心房性期外収縮、心房細動、心室性期外収縮、心室細動など	● ガイドワイヤーやカテーテル挿入が深すぎると起こりやすい ● 多くは右房を刺激することによる心房性期外収縮。心房細動、心室性期外収縮、心室細動なども起こり得る ● ガイドワイヤーやカテーテルを数cm引き抜くことで解消される
動脈誤穿刺	血圧低下、ショックなど	● 頸動脈を誤穿刺すると血腫形成→上気道閉塞することがある ● 鎖骨下静脈穿刺で動脈を誤穿刺すると外部からの圧迫止血が困難
空気塞栓	呼吸困難、意識消失など	● 大気開放となった穿刺針やカテーテル開放端からの空気混入が原因 ● カテーテル抜去後に、抜去孔から空気を吸い込んで空気塞栓を起こすこともある

23 PICC（末梢挿入式中心静脈カテーテル）挿入

末梢挿入式中心静脈カテーテル（PICC：peripherally inserted central venous catheter）
上腕や肘の静脈から中心静脈（上大静脈）までカテーテルを挿入する
★ 肘の静脈は腕を曲げると滴下が悪くなり静脈炎の発生頻度も高いため、上腕の静脈から
挿入することが多い

PICC 挿入イメージ

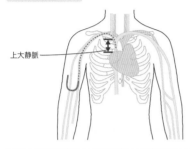

上大静脈

- -

＜適応＞

☐ TPN（total parenteral nutrition：中心静脈栄養）
☐ 化学療法
☐ 末梢ルート確保困難
　　★ 重症患者にはCVC（中心静脈カテーテル）のほうが向いている（PICCは細長いため、
　　　カテコラミンを入れるときは短くて太いCVCのほうが安定する）
　　輸血や採血も可能だが、感染・カテーテル閉塞のリスクを考えると行わないほうがいい

＜必要物品＞

☐ PICCキット
　　★ シングルルーメン、ダブルルーメン、太さ（Fr）・長さもいくつかあるので、事前に医
　　　師に確認する
　　★ 事前にキット内に何が入っているかを確認しておく

各メーカーの PICC キット（一例）

Argyle PICC Kit	カテーテル、ガイドワイヤー、静脈穿刺針、イントロデューサー
ニプロPICCキット	カテーテル、ガイドワイヤー、静脈穿刺針、イントロデューサー、穴あきドレープ、フィルムドレッシング、シリンジ、ロックコネクタなど
ARROW PICカテーテルキット	カテーテル、ガイドワイヤー、静脈穿刺針、イントロデューサー、スタットロックなど
グローションカテーテルNXT	カテーテル、ガイドワイヤー、静脈穿刺針、イントロデューサー、シリンジ、ロックコネクタ、スタットロックなど

☐ 駆血帯

☐ 20mLシリンジ、生理食塩液20mL(カテーテルを生理食塩液で満たす用)

☐ 超音波装置(エコー)、滅菌エコープローブカバー、超音波ゼリー

☐ ヘパリンロックシリンジか生理食塩液ロックシリンジ

☐ (PICCキットに入っていなければ)スタットロック(無縫合式固定具)、
　フィルムドレッシング、ロックコネクタなど

$$+$$

「無菌操作を要する処置」の必要物品(p.44)

- -

＜手順(エコーガイド下で上腕から挿入する場合)＞

☐ X線透視ができる部屋(X線透視室や手術室)で挿入することが多い
　★カテーテルの先端位置異常(内頸静脈に誤って入りやすい)が起こりやすいのでX線
　　で見ながら挿入する

タイムアウト～局所麻酔までは「無菌操作を要する処置の介助」の手順(p.44)に準ずる

❶ PICC挿入時の体位調整

☐ 仰臥位で腕の肩関節を90度外転させ、やや回
　外した肢位

❷ マーキング

☐ 駆血帯を巻く→エコーで血管の位置・走行を
　確認→マーキング→駆血帯を外す

☐ 医師：滅菌エコープローブカバーを広げ、カバーの中に超音波ゼ
　リーを適量入れる。プローブカバーに付属の輪ゴムでしばって準備
　完了

❸ PICC挿入(製品によって挿入方法は異なる)

- □ 看護師 ：できるだけ腋窩の近くで駆血帯を巻く（清潔野を汚染しないように）
- □ 医師 ：エコーを見ながら静脈穿刺針を穿刺する
  - ・逆血が来たら少し進め内筒を抜く。外筒にガイドワイヤーを挿入する
  - ・ガイドワイヤーを残して外筒を抜く
  - ・ガイドワイヤーにダイレーターを通す（穿刺部の皮膚や血管を広げる）
  - ・ガイドワイヤーにカテーテルを通して挿入する
  - ・X線透視でカテーテルの先端位置を確認し、ガイドワイヤーを引き抜く
  - ・逆血を確認し、ヘパリンロックあるいは生理食塩液ロック
  - ・カテーテルにロックコネクタ（シュアプラグなど）を接続する
  - ★カテーテル挿入時は患者の顔を穿刺側に向けて顎を引くと、内頸静脈へ誤挿入しづらい

❹ ドレッシング材貼付

- □ 滅菌穴あきドレープを外して、穿刺部位を消毒後スタットロックで固定し、フィルムドレッシング材を貼付する

❺ 胸部X線撮影

- □ 胸部X線を撮影し、カテーテルの先端位置を確認する

処置後の確認事項

- ✔ カテーテル挿入長
  挿入長のめやすは右上腕：およそ30cm、左上腕：およそ35cm
  挿入長がずれた場合はカテーテルの先端位置が変わっている可能性があり、胸部X線で先端位置を確認する
- ✔ 合併症が起こってないかを観察

＜合併症＞

合併症	症状	特徴・対処方法など
カテーテル先端位置異常	X線撮影を行わなければわからない	●X線透視下で確認しながら挿入することで防げる
術後出血	穿刺部の皮下出血	●穿刺部の皮膚や血管を広げるダイレーターで術後に皮下出血になることがある ●ダイレーター挿入時にメスで小切開を加えるため、術後出血しやすい。最近はスタットロックで固定し、刺入部を縫合しないことが増えており、その影響で出血しやすい傾向にある
静脈血栓症	滴下不良、挿入部の痛み、圧痛、発赤、静脈に沿った硬結、浮腫など	●肘PICCで起こりやすいため、上腕から挿入することが推奨されている ●治療は抗凝固薬など

24 CVC・PICC 抜去

<必要物品>

☐ 抜糸剪刀(滅菌のはさみ)

☐ 滅菌ガーゼ

☐ パッド付きフィルムドレッシング材　★空気通さないもので！

☐ (必要時)カテーテル先端培養検査用スピッツ

- -

<手順>

❶ 患者の体位を整える

☐ 内頸・鎖骨下静脈挿入、PICCの場合:仰臥位あるいはトレンデンブルグ位(下肢挙上)

　★座位で抜去すると、空気塞栓を起こしやすいとされている

☐ 大腿静脈挿入の場合:仰臥位あるいは、逆トレンデンブルグ位(上半身挙上)

❷ 医師:フィルムドレッシング材や固定テープをはがし、カテーテルと皮膚を固定している縫合糸を抜糸する

❸ 医師:カテーテルを抜去し、抜去部をガーゼで5分以上圧迫する

　★抜去時は患者に深呼吸や会話、咳をしないように伝えておく(空気を引き込む恐れがあるため)

❹ 抜去したカテーテルに破損がないか確認する

❺ 止血を確認後、抜去部にパッド付きフィルムドレッシング材を貼付する

　★抜去部から空気が入るのを防ぐため、空気を通さないもので！

　★少なくとも24時間は貼付しておく

❻ 30分間仰臥位で安静に過ごすように説明する

　★空気塞栓予防のため一定時間安静を保つ

❼ 看護師:抜去後の空気塞栓や出血などの異常を早期発見するために、30分間は頻回に訪室し、患者の状態を観察する

＜合併症＞

合併症	症状	特徴・対処方法など
空気塞栓	呼吸困難、意識消失、心停止など	• 内頸静脈に挿入されていた太いカテーテルを抜去する際に起こりやすい • 座位で抜去すると起こりやすいとされている • 予防方法は「手順」参照
出血	抜去部からの出血、血圧低下	• 透析用カテーテルなど径が太いカテーテルで特に起こりやすい • ワーファリン、DOAC*、ヘパリン投与中など凝固能異常がある患者では特に注意が必要

＊ DOAC（direct oral anticoagulants：直接阻害型経口抗凝固薬）

カテーテル関連血流感染（CRBSI）が疑われる場合

CRBSI(catheter related blood stream infection)
✔ 血液培養2セットに加えて、カテーテル先端培養を行うことがある(カテーテル先端培養は必須ではない)
✔ 血液培養2セットのうち1セットはカテーテル抜去前にカテーテルからの逆血で採取することもある(医師の指示を確認すること)

【カテーテル先端培養を行う場合の手順】
① 抜去前にカテーテル挿入部をアルコール綿などで消毒し、カテーテルを押さえずに抜去する(カテーテルをアルコール綿などで拭かないため)
② カテーテル先端を5cm程度、清潔な剪刀でカットし、生理食塩液が入った滅菌スピッツに入れる(固定している縫合糸を抜糸するときに使用した剪刀を使ってはダメ！)

医師からのアドバンスメモ　CRBSIの診断に必要な検体

①末梢血管から採血した血液培養 ＋ ②留置されているカテーテルの先端培養
①末梢血管から採血した血液培養 ＋ ③留置されているカテーテルから採血した血液培養
→①と②、①と③、いずれかの組み合わせの培養結果の一致が診断条件として必要

②の血液培養が、①の血液培養よりも少なくとも2時間以上早く陽性となる必要がある*
③の血液培養の微生物コロニー数が、①の血液培養のコロニー数の3倍以上である必要がある

＊DTP(differential time to positivity)：血液培養陽性となるまでの時間差

25 胸腔ドレーン挿入（胸腔穿刺）

＜必要物品＞

□ 胸腔ドレーン
（トロッカーカテーテル、トロッカーアスピレーションキットなど）

病態	サイズ	種類など
気胸	8〜22Fr ★人工呼吸管理している患者は太めで（18〜22Fr）	トロッカーカテーテルまたはアスピレーションキット
胸水	8〜16Fr	トロッカーカテーテルまたはアスピレーションキット
膿胸・血胸	24〜28Fr	トロッカーカテーテル

★上記はあくまでもめやすなので事前に医師に確認しておく

□ 低圧持続吸引器（チェスト・ドレーン・バッグまたはメラサキュームなど）と専用ボトル
□ コネクター付き接続管
□ カテラン針（23G）
□ 縫合セット（メス、ペアンまたはケリー、コッヘル、持針器、ハサミ）、縫合糸
□ （トロッカーの場合）カテーテルチップシリンジ30mL
□ 固定用テープ、滅菌フィルムドレッシング材
□ 結束用バンド、結束用工具（タイガンなど）

＋

「無菌操作を要する処置」の必要物品（p.44）

- -

＜手順＞

タイムアウト〜局所麻酔までは「無菌操作を要する処置の介助」の手順（p.44）に準ずる

★胸腔ドレーンの左右挿入間違いのインシデントは全国的にも多い。看護師も左右どちらに挿入するかはカルテやX線写真で必ず確認しておく（医師が言ったほうが正しいとは限らない）

❶ 患者の体位を整える

□ 胸水→起座位でオーバーテーブルなどにもたれさせる

□ 気胸→仰臥位または30〜60度頭部挙上
　★横隔膜を下げて腹腔穿刺を避けるため

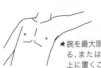

★腕を最大限上げる、または頭の上に置くことで肋間が広がる

❷ ドレーン挿入（トロッカーカテテルの場合）

☐ 医師：挿入部をメスで皮膚を小切開し、ペアンなどで胸腔まで鈍的に穴をあけて、そこから胸腔ドレーンを挿入する
スタイレットを抜去したらすぐにコッヘルでクランプする
★心臓、大血管などを穿刺するリスクがあるため、看護師は意識、呼吸、循環動態を注意して観察しておく

☐ 医師：胸腔ドレーンを吸引し、空気または胸水が排出されるかを確かめる（トロッカーならカテーテルチップで、アスピレーションキットなら付属のシリンジで）

☐ 医師：ドレーンと皮膚を縫合固定する

☐ 看護師：排液ボトルにコネクター付き接続管を接続し、接続管を医師に渡す

☐ 医師：接続管を胸腔ドレーンと接続する

☐ 医師：ドレーン挿入部を再度消毒し、フィルムドレッシング材などを貼付する。固定用テープを2か所以上固定する。接続部は結束バンドで確実に固定する

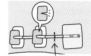

★抜けていないかがわかるようにマーキングもしておく

❸ 胸部X線撮影

☐ 胸部X線を撮影し、ドレーンの位置や合併症がないかどうかを確認する

＜合併症＞

合併症	症状	特徴・対処方法など
肺損傷	エアリーク、皮下気腫	● 胸腔ドレーン挿入の合併症として最も多い ● 肺切除など手術が必要になることもある
出血	血性ドレーン排液、血圧低下	● 心臓、大血管などの損傷で起こる ● 100〜200mL/時以上、または4mL/kg/時の血性排液は開胸止血術の適応
再膨張性肺水腫	呼吸困難、咳嗽、SpO₂低下	● 高度な気胸や胸水の場合に、急速に肺が再膨張することで肺水腫になる ● 一般的に高度な気胸や胸水はドレナージ当日は吸引をかけず、水封のみで管理し、胸水の排液は1日1000mL以下とする ★慢性期に貯留していたものを除去する場合は肺の虚脱が長期に及んでいるため1日1000mL以下とする。しかし急性期で大量の胸水で全身状態への影響が大きい場合は、これに限らない（気管挿管を必要とするような場合） ● 咳嗽が出現したら一時中止する

26 腹腔穿刺

＜必要物品＞

□ 穿刺針
　穿刺排液のみの場合：16～18Gの静脈留置針など
　留置の場合：カテーテルキット
　★最近は穿刺針、シリンジ、フィルムドレッシングなどが
　　セットされた「腹水穿刺用キット」もある（写真は一例）
　　　　　　　　ニプロ細径穿刺カテーテルAK
　　　　　　　　（写真提供：ニプロ株式会社）

□ ドレナージバッグ
　★排液速度を調節できるクレンメ付きのものが望まし
　　い（写真は一例）。施設によっては輸液セットや輸血
　　セットなどを用いてドレナージしていることもある
　　　　　　　　ニプロドレナージバッグ
　　　　　　　　（排液調節ができるクレンメ付き）
　　　　　　　　（写真提供：ニプロ株式会社）

□ 固定テープ、フィルムドレッシングなど
□ 超音波装置（エコー）

＋

「無菌操作を要する処置」の必要物品（p.44）

- -

＜手順＞

タイムアウト～局所麻酔までは「無菌操作を要する処置の介助」の手順（p.44）に準ずる

❶ 準備

□ 事前に排尿を済ませてもらう
　★膀胱誤穿刺のリスクを減らし、しばらくの時間安静が必要なため
　★腹水ドレナージにより血圧低下を起こすことがあり、末梢ライン確保と心電図・血
　　圧などをモニタリングすることが望ましい

❷ 体位調整

□ 通常は仰臥位

❸ 穿刺部位のマーキング

□ 医師：エコーで穿刺部位を決
　定し、マーキングする

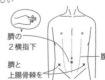

臍の
2横指下

臍と
上腸骨棘を
結ぶ線の上、
外側3分の1

腹直筋鞘外縁

穿刺部位

❹ 穿刺

□ 医師 :穿刺針で穿刺し、シリンジを接続して吸引し腹水が引けてくることを確認する
★必要時、検体を検査用スピッツに入れる

□ 医師 :ドレナージバッグを接続する
★クレンメは止めておく

❺ チューブの固定

□ 医師 or 看護師 :ドレープを取り除き、フィルムドレッシングなどを挿入部に貼付し、チューブも1か所程度テープ固定する

❻ ドレナージ

□ 看護師 :クレンメを開放し排液する
★急速にドレナージすると腹腔内圧が低下して腸間膜血管に循環血液が貯留し血圧低下をきたす恐れがあるためクレンメを調節し緩徐にドレナージする。1000mL/30分～1時間を超えないようにし、1回の排液は1000～3000mLに留める

□ 看護師 :腹水ドレナージ中、バイタルサイン測定は頻回に行う
★最低30分ごとにバイタルサインを測定し、30分～1時間は特に注意する

❼ 抜針

□ 看護師 :予定量が排液できたらクランプする
医師 :穿刺針を抜去、5分間圧迫する

□ 医師 or 看護師 :抜去部は絆創膏やガーゼを貼付する

- -

<合併症>

合併症	症状	特徴・対処方法など
腹腔穿刺後循環不全	血圧低下、ショックなど	● 急激に腹水を除去すると腹腔内圧が低下して腸間膜血管に循環血液が貯留しショック状態となる ● ドレナージの速度は1000mL/30分～1時間を超えないようにし、1回の排液は1000～3000mLに留める ● 末梢ラインを確保しておく。心電図・血圧などをモニタリングする ● 血圧低下時はただちにドレナージを中止し、アルブミン投与などを行う
消化管穿孔	腹痛、腹膜刺激症状など	● 穿刺時にエアが引けた場合は、腸管内容をできるだけ吸引し針を抜去する ● 絶食、抗生剤投与など腹膜炎を念頭において慎重に経過観察 ● 汎発性腹膜炎となった場合は緊急手術
出血	血圧低下、貧血など	● 皮下や腹壁内の出血は圧迫止血を行う ● 腹腔内出血は輸血や開腹による止血術を行う

27 腰椎穿刺（ルンバール）

<適応>

□ 主に髄膜炎の検査（感染性か、炎症性か、腫瘍性か）
□ ほかにも髄腔内への薬剤投与（腰椎麻酔など）

<必要物品>

□ ルンバールセット(写真は一例)：三方活栓付
スパイナル針(22G)、マノメーター(髄液
圧を測定する)、スピッツ(髄液検査用)
□ 滅菌スピッツ3本
　★髄液検査は2〜4本必要、ルンバールセットの1本
　だけでは足りないので、余分に準備しておく

ルンバールセット
（写真提供：株式会社八光）

＋

「無菌操作を要する処置」の必要物品(p.44)

<手順>

タイムアウト〜局所麻酔までは「無菌操作を要する処置の介助」の手順(p.44)に準ずる

❶ 体位調整

□ 背中をできるだけ丸めて膝を抱え込む(左側臥位)
□ 背中をベッドに垂直に立てる
　★体位を維持できない場合は、看護師が支える
　★術者の目線が穿刺部と同じになるまでベッドを上げること
　もある

❷ 穿刺

□ 医師：ヤコビー線(左右の腸骨の上縁を結ぶ線)を基準に、第4と第5
腰椎の間または第3と第4腰椎の間を穿刺する
　★足のしびれがあれば馬尾神経の損傷の恐れがあり、すみやかに抜針する

❸ 髄液圧測定(初圧)

□ 医師：くも膜下腔に到達し、髄液の流出(内筒を抜くと髄液流出あり)が
あれば、三方活栓にマノメーターを接続し、髄液圧(初圧)を測定する
　★徐々に髄液が上昇し、止まった位置の目盛りが髄液圧。呼吸性変動がみられる
　★初圧の基準値：70〜180mmH$_2$O→髄膜炎では上昇

④ 検体採取

☐ 医師：髄液を滅菌スピッツ２～４本程度に分けてとる（１本あたり３～4mL、一般検査用、細菌培養用など）

⑤ 髄液圧測定（終圧）

☐ 医師：検体採取が終わったら髄液圧（終圧）を測定する

★髄液を採取したことで髄液圧が下がりすぎていないかを確認する（髄液を１mL採取で約10mmH₂O低下）

⑥ 抜針

☐ 医師：穿刺針を抜針し、５分程度用手的に圧迫して止血を確認できたらガーゼや絆創膏で穿刺部を覆う

★当院では…絆創膏（シルキーポアなど）、小さく折ったガーゼを当てて伸縮テープで圧迫固定

⑦ 検査後の安静

★脳脊髄液圧の変化が起こりやすく、体動により悪心、頭痛が起こりやすい
★当院では…枕を除去して水平臥床で２時間の安静と絶食、安静解除時に圧迫ガーゼ除去をしている

＜合併症＞

合併症	症状	特徴・対処方法など
穿刺後頭痛	頭痛、めまい、悪心・嘔吐	● 腰椎穿刺後の合併症として最も頻度が多い（約10％） ● 穿刺部からの髄液漏出により起こるものと考えられている ● 座位で増悪し、臥位で軽快するのが特徴 ● 髄液の再生を促進するために水分摂取励行や輸液を行うこともある
血腫	臀部や足の痛み、しびれ	● 脊柱管内の血管を損傷することで血性髄液となるが、多くは自然に止血・吸収される。まれに血腫が形成され脊髄を圧迫することがある ● 抗凝固薬内服中の患者の約２％に合併するとされている ● 麻痺が出現したら常に疑う
髄膜炎	発熱、頭痛、嘔吐、意識障害	● 穿刺手技の不潔操作で髄膜炎になることがある ● 穿刺操作を無菌的に行えば予防できる

ルンバールの禁忌

✔ 頭蓋内圧亢進（脳腫瘍、水頭症など）→脳ヘルニア
✔ 穿刺部位の皮膚感染、硬膜外膿瘍→髄膜炎
✔ 凝固異常（血小板減少、抗凝固薬内服など）は絶対禁忌ではなく明確なラインもない。血小板５～８万以下、PT-INR1.4以上は血腫リスク高い

28 骨髄穿刺（マルク）

＜適応＞

☐ 白血球、赤血球、血小板の数が多い、または少なく、血液疾患などが疑われた場合

- -

＜必要物品＞

☐ 骨髄穿刺針（写真は一例）
☐ 10mLシリンジ2〜3本（骨髄液採取用1〜2本、局所麻酔用1本）
☐ 骨髄液検体専用スピッツ
☐ スライドガラス、引きガラス、ドライヤー
　　※骨髄生検も行う場合は骨髄生検針とホルマリンも準備しておく

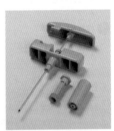

★胸骨穿刺は短い針、腸骨穿刺は長い針
シーマン骨髄穿刺針
（写真提供：シーマン株式会社）

- -

＜手順＞

タイムアウト〜局所麻酔までは「無菌操作を要する処置の介助」の手順（p.44）に準ずる

❶ 体位調整
☐ 穿刺部位が腸骨→腹臥位
☐ 穿刺部位が胸骨→仰臥位
　　★第一選択は腸骨。胸骨穿刺は針が貫通して大動脈損傷・心タンポナーデで死亡例あり

❷ 穿刺
☐ 医師：骨髄穿刺針を穿刺し、骨髄内に達したら、骨髄液採取用のシリンジに接続し、吸引して骨髄液を採取する
☐ 骨髄液吸引時に一瞬痛みが伴うが、すぐに治るため動かないように説明しておく

☐ 医師 or 検査技師：1本目のシリンジ塗抹標本用を0.5mL程度吸引し、すぐにスライドガラスに乗せて冷風ドライヤーで乾燥させて塗抹標本を作る

☐ 2本目のシリンジは各種検査用で骨髄穿刺専用スピッツに入れて十分に混和する（骨髄液は凝固しやすい）

☐ 骨髄生検も行う場合：清潔操作で骨髄生検針を医師に渡す→医師が生検針を穿刺し検体が採取できたらホルマリンを開封し、検体をホルマリン内に入れる

❸ 抜針

☐ 医師：穿刺針を抜針、滅菌ドレープを外し、5分程度用手的に圧迫して止血を確認できたら、穿刺部にガーゼや絆創膏を貼る

☐ 自室に戻り、15〜30分程度仰臥位安静とする

＜合併症＞

合併症	症状	特徴・対処方法など
穿刺部からの出血		• 凝固異常や抗凝固薬内服中は要注意 • 医師に報告し、穿刺部を圧迫し止血する。安静を保つ
後腹膜出血・血管損傷	貧血、臀部や側腹部の痛み、血圧低下など	• 腸骨穿刺で起こる。非常にまれだが針が腸骨を貫通して起こり得る • 対処方法は輸血など
大動脈損傷・心タンポナーデ	血圧低下、ショックなど	• 胸骨穿刺で、胸骨の針が貫通して起こる。死亡事例もあるため、穿刺部位は腸骨を第一選択とする

医師からのアドバンスメモ　　**輸液ルートとしての骨髄穿刺**

• どうしても末梢血管が確保できないとき、骨髄針を用いて骨髄穿刺を行い輸液ルートとして使用できる

• 急変時など蘇生処置のときなど、脛骨前面に骨髄穿刺専用の針を用いてルート確保する

• 投与可能な最大輸液速度：200 〜9900mL/時ぐらいまで投与できるとされている

• 留置期間：48時間以内は安全に使用できる報告が多い。固定が難しく不安定なため、短時間使用

• 基本的にはどんな輸液製剤も投与可能（カテコラミンなども）

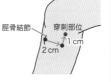

脛骨結節　　穿刺部位
1cm
2cm

29 持続皮下注射

持続皮下注射（CSCI：continuous subcutaneous infusion）

<適応>

- □ がん性疼痛に対するオピオイド投与で内服が困難な場合に用いられることが多い
- □ 静脈路確保が難しい場合の薬剤投与ラインとしても用いられる
  （緩和ケアで使用する薬剤の多くは皮下から投与できる）

日本で皮下投与可能な輸液製剤 / 注射剤

種類	薬剤名		投与量*¹
輸液製剤	生理食塩液		100〜1,500 mL/日
	5%ブドウ糖液		100〜1,500 mL/日
	1号液・3号液		100〜1,500 mL/日
	リンゲル液		100〜1,500 mL/日
鎮痛薬	オピオイド	モルヒネ塩酸塩	6 mg/日〜
		オキシコドン塩酸塩	6 mg/日〜
		フェンタニルクエン酸塩	0.06 mg/日〜
		ヒドロモルフォン塩酸塩	0.24 mg/日〜
		トラマドール塩酸塩	100〜200 mg/回
	NMDA受容体拮抗薬	ケタミン塩酸塩	10〜200 mg/日
	その他の鎮痛薬	リドカイン	50〜100 mg/回
		スルピリン水和物	250〜500 mg/回
		ペンタゾシン	15〜60 mg/回
		ブプレノルフィン	0.2〜0.4 mg/回
抗菌薬	セフトリアキソナトリウム水和物（ロセフィン）		1〜2 g/日
	セフェピム塩酸塩水和物（マキシピーム）		1〜2 g/日
	メロペネム水和物（メロペン）		0.5〜1 g/日
	アンピシリン水和物（ビクシリン）		1〜4 g/日
	テイコプラニン（タゴシッド）		200〜400 mg/日

種類	薬剤名	投与量*1
ステロイド	ヒドロコルチゾンコハク酸エステルナトリウム	50～200 mg/日
	デキサメタゾン	1.65～8.3 mg/日
	プレドニゾロンコハク酸エステルナトリウム	10～300 mg/日
	ベタメタゾン	2～8 mg/日
抗コリン薬	ビペリデン	5～10 mg/日
	スコポラミン臭化水素酸塩水和物	0.25～0.5 mg/回
	ブチルスコポラミン臭化物	10～20 mg/回
制酸薬	ファモチジン	10～40 mg/日
ヒスタミン受容体拮抗薬	ヒドロキシジン	125～200 mg/日
	d-クロフェニラミンマレイン酸塩	2.5～5 mg/日
	ジフェンヒドラミン・ジプロフィリン配合	0.5～1本/回
	プロメタジン塩酸塩	12.5～50 mg/回
止血薬	カルバゾクロムスルホン酸ナトリウム水和物	10～100 mg/日
	トラネキサム酸	250～1,000 mg/日
ビタミン剤	パンテチン	100～200 mg/日
	B1, B6, B12配合剤	1本/日
鎮静薬*2	ミダゾラム	10～50 mg/日
	フェノバルビタール	100～600 mg/日
抗精神病薬	ハロペリドール	1.5～5 mg/日
	レボメプロマジン	5～25 mg/日
	クロルプロマジン	10～50 mg/日
	オランザピン	2.5～10 mg/日
その他	オクレオチド酢酸塩	50～300 μg/日
	メトクロプラミド	10～20 mg/回
	フロセミド	10～100 mg/日
	デノスマブ	10～120 mg/日
	インスリン	4～100単位/日
	デュラグルチド	0.75 mg/週

*1 添付文書などから日本において投与可能な製剤を記しているが、個々の症例での判断が必要である
*2 「がん患者の治療成功性の苦痛と鎮静に関する基本的な考え方の手引き 2018 年版」の中で「鎮静薬」として定義されているもの

関本剛：皮下投与法－皮下輸液と持続皮下注射. Cancer Board Square 2019：5（1）：143. より引用

＜必要物品＞

☐ **27G翼状針または24G静脈留置針**

    ★ 自己抜去のリスクがある場合は翼状針よりも静脈留置針のほうが安全

☐ **アルコール綿**　　　　☐ **フィルムドレッシング材**
☐ **使い捨て手袋**　　　　☐ **薬剤入りシリンジ、延長チューブ、シリンジポンプなど**

- -

＜手順＞

❶ 注射部位を選択

☐ **前胸部、腹部、大腿など皮下脂肪が厚く、固定がしやすく、日常生活の妨げにならない場所を選択する**

    ★ 胸部では頭側に向けて、腹部では正中に向けて穿刺すると、
    体動による針先の刺激を避けることができる

持続皮下注射の穿刺部位

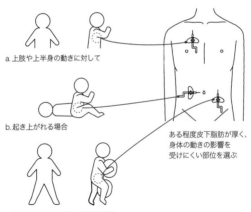

身体の動きの影響を受けにくい針の刺入方向

a. 上肢や上半身の動きに対して

b. 起き上がれる場合

ある程度皮下脂肪が厚く、
身体の動きの影響を
受けにくい部位を選ぶ

c. 寝たきりで体位変換が必要な場合

日本医師会監修：新版 がん緩和ケアガイドブック．青海社，東京，2017；142. を参考に作成

❷ 穿刺部位をアルコール綿で消毒し、皮下脂肪をつまみ上げる
（筋肉穿刺を避けるため）

❸ 翼状針または静脈留置針を10〜30度の角度で穿刺する
★逆血、強い痛み、しびれがないことを確認。症状がみられる場合は、抜針

❹ 刺入部はフィルムドレッシング材で固定

❺ ルートはループを作り固定用テープを貼り、衣服にも固定する

- -

＜管理＞

☐ 投与速度は原則1mL/分（60mL/時）以内とする
★最大1500mL/日程度の補液が可能。皮下点滴ルートを２本留置すれば
最大3000mL/日の投与可能

☐ 留置針の交換は文献によって「１〜４日ごと」や「１週間ごと」などさ
まざまで、明確な決まりはない（施設の基準に従う）

☐ 刺入部の浮腫、発赤、痛み、感染、液漏れなどを観察する

☐ 入浴の際は抜去し、入浴後に再留置する

- -

＜合併症＞ ★静脈投与法に比べて合併症は起こりづらいが起こらないわけではない

合併症	症状	特徴・対処方法など
出血		• 特に抗凝固療法中などの凝固能異常がある患者は注意（APTT≧45秒、PT-INR≧1.5、血小板<10万/μL）
蜂窩織炎（感染）	挿入部の発赤、腫脹、熱感、疼痛	• きわめてまれ • できるだけ細い留置針を使用する • pH7.4に近い製剤が望ましい

65

30 心電図モニターの装着方法・誘導

<心電図モニターの装着手順>

1 電極シールを貼る部分はアルコール綿などで清拭し乾燥させる
★汗や汚れなどがあると電極がくっつかない

2 電極シールの剥離シートをはがして、粘着ゲルが乾いていないかチェック
★乾いているとノイズの原因になる

3 電極シールを貼る

4 電極は毎日交換し、粘着ゲルが皮膚に残っている場合は清拭する
★ノイズの原因になる

5 セントラルモニターの入床操作をする

★患者名はフルネームで。チャネルが一致しているか再度確認！！
（間違ったチャネルを登録して違う患者の心電図を見ていると重大事故になる恐れあり）

6 必要時、アラーム条件を設定する

- -

<誘導>

各誘導の特徴

Ⅰ誘導 左室の側壁を見る

Ⅱ誘導 心臓を心尖部から見る。波形が最も明瞭

Ⅲ誘導 右室側面と左室下壁を見る

●:右鎖骨下 ●:左鎖骨下 ●:左肋骨下部

基本的には **Ⅱ誘導**

- Ⅰ誘動やⅢ誘動よりもP波が見やすく、心房細動などの上室性不整脈をとらえるのに適している
- すべての波が上向きなので心電図モニターがきちんとつけられているかどうかを確認しやすい（電極のつけ間違い防止）

ノイズが入る場合

- 電極の赤を鎖骨上につけてみる（鎖骨上は筋電図が入りづらい）
- 黄はアースで雑音を逃す役割があるが、つける位置によって波形の変化は起こらない

ダブルカウントする場合

- 高カリウム血症などでT波が高くなりR波と同じ高さになると、心電図モニターがT波をQRS波と判断してしまい、心拍数を2倍にカウント（ダブルカウント）することがある

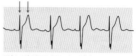

T波とR波が同じ高さになるダブルカウントの例

- セントラルモニターやベッドサイドモニターで誘導変更する（電極シールの場所はそのままでよい）

Ⅰ誘導

- R波が上向きでP波が見えにくい
- 肥満体型では心臓が横向きになりやすいため、Ⅱ誘導よりもⅠ誘導のほうが波形がはっきりすることがある
- T波がR波と同じ高さでダブルカウントする場合にも有効な場合がある

Ⅱ誘導

- R波が上向きで大きく、P波も見やすい（Ⅱ誘導と似ている）

それでもダメなら、
12誘導を見てダブルカウントしない誘導に電極シールをつけ替える

★例えば、12誘導のV2でダブルカウントしなそうな波形であれば、NASA誘導の位置に電極を貼る

誘導	類似誘導	特徴	電極の位置と波形の例
NASA	V₂ aVF	・P波が見やすい ・体動による基線の動揺や筋電図の混入が少ない	
MCL1	V₁	・P波が見やすい ・QRS波が下向きになる	
MCL5	V₅	・STの波形が大きい	

31 心電図波形

<不整脈>

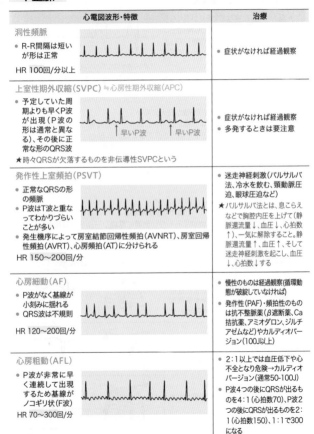

心電図波形・特徴	治療
洞性頻脈 ● R-R間隔は短いが形は正常 HR 100回/分以上	● 症状がなければ経過観察
上室性期外収縮（SVPC）≒心房性期外収縮（APC） ● 予定していた周期よりも早くP波が出現（P波の形は通常と異なる）、その後に正常な形のQRS波 早いP波　早いP波 ★時々QRSが欠落するものを非伝導性SVPCという	● 症状がなければ経過観察 ● 多発するときは要注意
発作性上室頻拍（PSVT） ● 正常なQRSの形の頻脈 ● P波はT波と重なってわかりづらいことが多い ● 発生機序によって房室結節回帰性頻拍（AVNRT）、房室回帰性頻拍（AVRT）、心房頻拍（AT）に分けられる HR 150〜200回/分	● 迷走神経刺激（バルサルバ法、冷水を飲む、頸動脈圧迫、眼球圧迫など） ★バルサルバ法とは、息こらえなどで胸腔内圧を上げて（静脈還流量↓、血圧↓、心拍数↑）、一気に解除すること。静脈還流量↑、血圧↑、そして迷走神経刺激を起こし、血圧↓、心拍数↓する
心房細動（AF） ● P波がなく基線が小刻みに揺れる ● QRS波は不規則 HR 120〜200回/分	● 慢性のものは経過観察（循環動態が破綻していなければ） ● 発作性（PAF）・頻拍性のものは抗不整脈薬（β遮断薬、Ca拮抗薬、アミオダロン、ジルチアゼムなど）やカルディオバージョン（100J以上）
心房粗動（AFL） ● P波が非常に早く連続して出現するため基線がノコギリ状（F波） HR 70〜300回/分	● 2：1以上では血圧低下や心不全となり危険→カルディオバージョン（通常50-100J） ● P波4つの後にQRSが出るものを4：1（心拍数70）、P波2つの後にQRSが出るものを2：1（心拍数150）、1：1で300になる

心電図波形・特徴	治療
心室性期外収縮（PVC） ● 予定していた周期よりも早く幅広QRSが出現 ↑幅広QRS ↑幅広QRS	● 単発・単源性（異常QRSが毎回同じ形）であれば緊急性低く経過観察 ● 連発・多源性（異常QRSが2種類以上）の場合は緊急性高く抗不整脈薬（アミオダロン、リドカイン） ● R on TでVF、VTに移行することも
心室頻拍（VT） ● 幅広QRSが3連発以上続く HR 100～250回/分	● 抗不整脈薬（アミオダロン、リドカイン） ● 頸動脈が触れないパルスレスVTは心停止のため心肺蘇生、除細動（1相性360J、2相性150J）
心室細動（VF） ● 無秩序で不規則な基線の揺れで、P波もQRS波もT波もわからない	● 心停止のため心肺蘇生、除細動（1相性360J、2相性150J）
洞性徐脈 ● リズムが遅い以外は正常 HR 60回/分以下	● 症状がなければ経過観察
洞不全症候群（SSS） ● P波が欠落し、それに伴いQRSも欠落 ● 数秒～数分間、P波が認められない HR 50回/分以下 P波とQRS波欠落	● 症状がある場合には治療が必要→アトロピン投与、緊急ペースメーカーの適応
1度房室ブロック ● P-Q間隔が延長（0.21秒以上） HR 60～100回/分 P-Q間隔	● 症状がなければ経過観察

心電図波形・特徴	治療
2度房室ブロック[ウェンケバッハ型] • P-Q間隔が徐々に延長し、ついにはQRSが欠落 QRS波欠落 HR 60～100回/分	• 症状がなければ経過観察
2度房室ブロック[モビッツⅡ型] • P-Q間隔は延長せず、突然QRSが欠落 QRS波欠落　　QRS波欠落 HR 60～100回/分	• アトロピン投与、緊急ペースメーカーの適応
3度(完全)房室ブロック • P波とQRS波が無関係に出現 P　P　P　P　P　P　P HR 60回/分以下	• アトロピン投与、緊急ペースメーカーの適応
右脚ブロック(RBBB) • 洞調律だが幅広のMの形をしたQRS HR 60～100回/分	• 症状がなければ経過観察
左脚ブロック(LBBB) • 洞調律だが幅広の下向きのQRS HR 60～100回/分	• 慢性のものは経過観察 • 急性に出現した場合は、虚血性心疾患などで起こることがほとんどなので、原因検索が必要

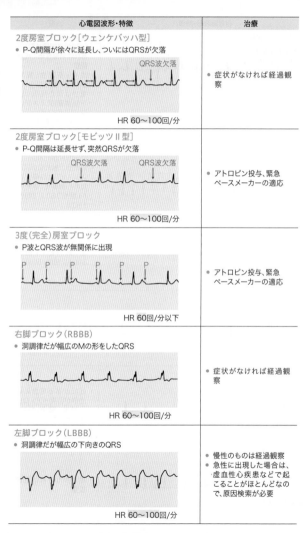

＜冠動脈疾患＞

心電図波形・特徴	治療
ST低下 • STが低下 • T波が平坦化することもある • P波、QRS波は正常 	• 狭心症の可能性 • ニトログリセリン（ミオコールスプレーなど）の舌下投与
ST上昇 • STの上昇 • 異常Q波 • T波は直後が最も先鋭化し、徐々に下がっていく 	• 急性心筋梗塞の可能性 • 緊急心臓カテーテル
異常Q波 • 異常Q波、R波が低い • P波は不明瞭 • T波は平坦化または逆向き（陰性T） 	• 経過観察 • 陳旧性心筋梗塞 • 既往をチェックする

＜電解質異常＞

心電図波形・特徴	治療
高カリウム血症 ● 幅広QRSに続き、高いT波 ● P波は平坦化 ● PQ時間の延長 血清カリウム5.5 mEq/L以上	● 血清カリウムが6mEq/L以上で心電図変化が出始め、8mEq/L以上でVT/VFに移行する可能性が高い ● GI療法、血液透析、利尿薬、陽イオン交換樹脂、グルコン酸カルシウム
低カリウム血症 ● T波の平坦化 ● U波の出現 血清カリウム3.6 mEq/L未満	● T波よりU波が高いと重症 ● カリウム補給

高カリウム血症の心電図変化

血清カリウム	心電図変化	
6.0mEq/L〜	● テント状T波	
7.0mEq/L〜	● P波平坦化 ● P-Q間隔延長 ● QRS幅ややワイド	
8.0mEq/L〜	● P波消失 ● QRS幅ワイド ● ST低下	
9.0mEq/L〜	● サインカーブ様波形 ● 心室細動 ● 心停止	

高カリウム血症の治療

▶GI療法（グルコース・インスリン療法）

原理 インスリンとブドウ糖を同時に投与して血液中のカリウムを細胞内に移動させることで、血清カリウム濃度を下げる治療

★カリウムを細胞内に移動させるのはインスリンの作用で、ブドウ糖は低血糖になるのを予防するために一緒に投与する

投与方法 ヒューマリンR4〜10単位＋50%ブドウ糖40〜50mL（持続投与の場合：10%ブドウ糖500mL＋ヒューマリンR10単位）

効果発現／持続時間 20分/4〜6時間　**K低下効果(mEq/L)** 0.5〜1.5

注意点 低血糖　★特に腎不全ではインスリン作用が遷延し、低血糖になりやすい

▶血液透析

原理 カリウムを排泄　**効果発現／持続時間** すぐに/3時間

K低下効果(mEq/L) 1時間で1.0、3時間で2.0下がる

注意点 透析後にリバウンドあり

▶利尿薬

原理 尿中にカリウムを排泄　**投与方法** フロセミド40〜80mg静注

効果発現／持続時間 15分/2〜3時間　**注意点** 腎不全では抵抗性

▶陽イオン交換樹脂

原理 腸管内でカリウムと結合して便中へ排泄

投与方法 ケイキサレート、アーガメイトゼリー・カリメート内服

注意点 便秘、イレウスには禁忌。効果発現に時間がかかるため慢性期に

効果発現／持続時間 2時間〜排便まで/4〜6時間

▶グルコン酸カルシウム

原理 心筋細胞膜電位安定化により致死的な不整脈(VT/VF)が起こりにくくなる

★カリウムを下げる効果はない

投与方法 カルチコール10〜20mLを緩徐（1〜3分かけて）静注

効果発現／持続時間 数分/30〜60分　**K低下効果(mEq/L)** なし

注意点 緩徐に投与　★速いと血圧上昇など循環動態に影響
　　　ジゴキシン投与中は禁忌

32 12誘導心電図のとり方

＜必要物品＞

- □ 12誘導心電計
- □ 電極(リユーザブル電極またはディスポーザブル電極)
- □ 記録用紙
- □ (必要時)導電ゲル・ペースト、清拭タオルなど

- -

＜手順＞

❶ 前胸部、手首、足首を露出させ、ベッドに仰臥位になる

　★患者の安楽を考慮しファーラー位などで行う場合もある
　　(次回も同じ体位で実施できるように記録しておく)

❷ 電極を装着する部位の皮膚をアルコール綿などで清拭し、汗や汚れを除去する

❸ 四肢電極の装着部位の皮膚とはさみ式電極の電極側にペーストを薄く塗る

❹ 四肢電極を装着する

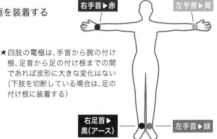

右手首▶赤　　左手首▶黄

★四肢の電極は、手首から腕の付け根、足首から足の付け根までの間であれば波形に大きな変化はない(下肢を切断している場合は、足の付け根に装着する)

右足首▶黒(アース)　　左手首▶緑

❺ 胸部電極の装着部位の皮膚にペーストを塗り、吸着式電極の接触面にも薄くペーストを塗る

　★隣の装着位置のペーストとつながらないように
　★ディスポ電極の場合は皮膚、電極共にペーストを塗る必要はない

⑥ 胸部電極を装着する

★吸着式電極の場合、隣の電極と接触しないようにする

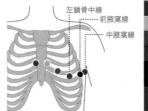

左鎖骨中線
前腋窩線
中腋窩線

V₁	赤	第4肋間胸骨右縁
V₂	黄	第4肋間胸骨左縁
V₃	緑	黄と茶の間
V₄	茶	第5肋間左鎖骨中線
V₅	黒	茶と同じ高さの左前腋窩線上
V₆	紫	茶と同じ高さの第5肋間左中腋窩線上

⑦ 雑音(ノイズ)のないきれいな波形がとれているかを画面上で確認し、きれいな波形であればボタンを押して記録・印刷する

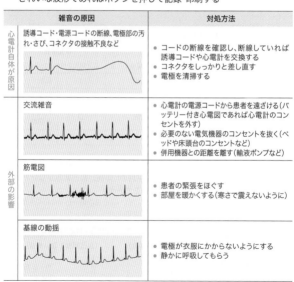

	雑音の原因	対処方法
心電計自体が原因	誘導コード・電源コードの断線、電極部の汚れ・さび、コネクタの接触不良など	● コードの断線を確認し、断線していれば誘導コードや心電計を交換する ● コネクタをしっかりと差し直す ● 電極を清掃する
外部の影響	交流雑音	● 心電計の電源コードから患者を遠ざける(バッテリー付き心電図であれば心電計のコンセントを外す) ● 必要のない電気機器のコンセントを抜く(ベッドや床頭台のコンセントなど) ● 併用機器との距離を離す(輸液ポンプなど)
	筋電図	● 患者の緊張をほぐす ● 部屋を暖かくする(寒さで震えないように)
	基線の動揺	● 電極が衣服にかからないようにする ● 静かに呼吸してもらう

⑧ 皮膚と電極のペーストをきれいに拭き取り、終了

33 心臓ペースメーカー

＜適応＞

□ 徐脈による失神、め まい、息切れなどの 症状があり、徐脈の 原因を取り除くこ とができないもの

★取り除くことができる 徐脈の原因には、薬剤 や高カリウム血症など がある

代表的な適応疾患

洞不全症候群	● 心房リードが必須 ● 房室ブロックの出現を懸念して心室にもリードを留置することが多い ● モードはAAIまたはDDD
房室ブロック	● 心室リードが必須 ● 心房と心室を同調させるために心房にもリードを留置することが多い ● モードはVVIまたはVDD、DDD
徐脈性心房細動	● 心室にのみリードを留置する ● モードはVVI

＜モード＞   モード表示の意味

ペースメーカーのモードは アルファベット3文字で表示する

1文字目		2文字目		3文字目	
刺激(ペーシング)電極の位置		感知(センシング)電極の位置		自己刺激を感知した際の応答	
A	心房	A	心房	I	抑制
V	心室	V	心室	T	同期
D	両方	D	両方	D	両方(抑制と同期)
		O	しない	O	何もしない

❶ AAI

● 心房の自己刺激を感知し(2文字目のA)、自己刺激があればペースメーカーは刺激を出さない(3文字目のI:抑制)、自己刺激がなければ心房を刺激し(1文字目のA)、心拍を生み出す

★AAIモードは、刺激伝導系が正常なときに用いる。心房収縮→心室収縮の生理的順次性が保たれるので心拍出量の低下が少ない

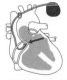

リード線は心房(右心耳) に固定する

AAIモードの心電図波形には2種類ある

〈自己刺激がある場合〉

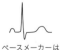

ペースメーカーは 刺激を出さない

〈自己刺激がない場合〉

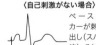

小さなスパイク波 (ペースメーカーの刺激)

ペースメーカーが刺激を 出し(スパイク波)、それに呼 応してP波、QRS波が出る

❷ VVI

- 心室の自己刺激を感知し（2文字目のV）、自己刺激があればペースメーカーは刺激（1文字目のV）を出さない（3文字目のI：抑制）。自己刺激がなければ心室を刺激する（1文字目のV）

★VVIモードは、心房収縮→心室収縮の生理的順次性が保たれないので、DDDモードに比べて心拍出量は約20%低下する

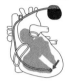

リード線は心室（右室心尖部）に固定

VVIモードの心電図波形も2種類ある	
〈自己刺激がある場合〉	〈自己刺激がない場合〉

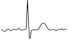

小さなスパイク波（ペースメーカーの刺激）

ペースメーカーは刺激を出さない

ペースメーカーが心室を刺激し、スパイク波の後にQRS波が出る

❸ DDD

- 心房・心室の両方を刺激、感知する。自己のP波を感知できないときは心房ペーシングが行われ、自己のQRS波を感知できないときは心室ペーシングが行われる
- 3文字目のD：両方（抑制と同期）は、自己刺激したときにはペースメーカーは刺激を出さない「抑制」機能と、心臓が効率よく収縮するために、心房と心室の収縮するタイミングに合わせる「同期」機能がある

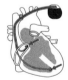

リード線は心房、心室の両方に入っている

DDDモードの心電図波形は4種類

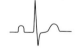

小さなスパイク波（ペースメーカーの刺激）

P波もQRS波も自己刺激

自己のP波が出ないため、ペースメーカーが心房を刺激し、それに呼応してP波、QRS波が出る

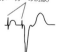

小さなスパイク波（ペースメーカーの刺激）

小さなスパイク波（ペースメーカーの刺激）

心房の自己刺激にあわせてペースメーカーが刺激し、よいタイミングでQRS波を生成している（同期）

心房と心室どちらもペースメーカーが刺激

＜設定＞

❶ レート

- 設定レート50ppm(pacing per minute)は、心拍数が1分間に50回以下にならないように電気刺激するという意味

❷ 刺激(ペーシング出力)

- 心筋の興奮が得られる最小の刺激の強さを「ペーシング閾値」という。出力を高く設定し徐々に出力を下げていき、スパイクに続く心電図波形がでなくなる直前をペーシング閾値とする
- 安全域のために出力をペーシング閾値の2〜3倍に設定する

❸ 感度(センシング閾値)

- どれくらいの強さの自己刺激を感知するかの設定
- 感度が低すぎると、大きな波高の刺激しか感知できなくなり、感度が高すぎると心筋の刺激以外のノイズも感知することがある。心房センシング0.2〜0.5mV、心室センシング1〜2mVとされることが多い
- 低い電圧(mV)に感度(センシング)を設定しておき、徐々に電圧を上げていく。正常心電図がみられたときに抑制されていたペーシング波が、正常心電図に関係なく出現する直前の値をセンシング閾値とする
- 安全域のために感度をセンシング閾値の1/3程度に設定する

一時的体外式ペースメーカーの設定

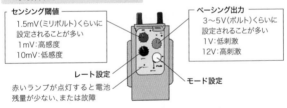

センシング閾値
1.5mV(ミリボルト)くらいに設定されることが多い
1mV:高感度
10mV:低感度

ペーシング出力
3〜5V(ボルト)くらいに設定されることが多い
1V:低刺激
12V:高刺激

レート設定

モード設定

赤いランプが点灯すると電池残量が少ない、または故障

ペースメーカーの種類

恒久的	植込み型	● 徐脈による失神、めまい、息切れなどの症状があり、ペーシングによって症状改善が明らかであれば適応	
一時的 ★「テンポラリー」と呼ぶ	①経静脈的		● 緊急時に最もよく行われる ● X線透視下で右内頸静脈から挿入することが多い(比較的容易に右室に到達するため) ● 心室ペーシングのため基本はVVIモード
	②経皮的		● 緊急時に経静脈的ペーシングまでの橋渡しで行われる ● 多くの除細動器に組み込まれている ● 粘着性電極パッドを前胸部と背部から心臓を挟むように装着する ● 心室ペーシングのため基本はデマンドモード(≒VVIモード)
	③心外膜		● 心臓手術後に使用される

78

ペースメーカー管理のポイント

心拍数・心電図の モニタリング	● 心拍数が設定レートを下回っている→下回っている場合はペーシング出力が弱い、センシングの感度が低い、リードの位置が悪い、接続外れ、電池消耗、本体故障など ● ペーシングのスパイクの後にQRS波が出ていない→ペーシング出力が弱い、リードの位置が悪いなど ● 自己心拍が出ているのにスパイクが出ている→センシングの感度が高い
以下は、主に一時的体外式ペースメーカーの場合	
設定状況の観察	● 誤操作による設定変更が起こり得るため、設定状況が指示と合っているかを確認する
接続部位の観察	● リードの接続外れや緩みによるトラブルは多い ● 接続部位は毎回しっかりと観察する ★接続部位にテープを貼っていることで接続部が外れてしまっても気付けないことが多い
電池消耗の確認	● 電池が消耗するとペースメーカーが作動せず危険である（DDDモードは電池の消耗が早い） ● 以前はバッテリーがなく自己脈が遅い患者では電池交換は危険であったが、現在はバッテリーがあるものが主流
リードの固定	● 挿入部は縫合糸で皮膚と固定されており、フィルムドレッシング材が貼付されている ● リードが引っ張られないように数か所でテープ固定しておく
留置部位による 合併症	一時的体外式ペーシングにおいて ● 大腿静脈：体動に伴う事故抜去の頻度が高い ● 内頸静脈：患者の不快感が強く、手で触ってしまうことが多い ● 心不全症状で落ち着きがなくなることが多くなり、事故抜去には注意

34 酸素療法

低流量システム

酸素の供給量が患者の1回換気量より少なく（30L/分以下）、不足分は
マスク周囲の室内気から補うため、吸入酸素濃度（FiO$_2$）が患者の呼吸パ
ターンによって変動する

	酸素カニューラ		簡易酸素マスク	
種類			マスクの穴が小さい	
適応	低い酸素濃度（40%未満）で酸素化が維持できるとき		40〜60%程度の酸素濃度が必要なとき	
特徴	• 口呼吸患者には推奨できない • 鼻粘膜刺激のため6L/分を超える使用も推奨できない		• マスク内にたまった呼気ガスを再呼吸しないように5L/分以上にする ★5L/分以下で使用する場合は、PaCO$_2$上昇に注意する	
酸素流量・吸入酸素濃度	酸素流量 （L/分）	酸素濃度 （%）	酸素流量 （L/分）	酸素濃度 （%）
	1	24	5~6	40
	2	28	6~7	50
	3	32	7~8	60
	4	36		
	5	40		

開放型酸素マスク	リザーバー付 酸素マスク	リザーバー付 鼻カニュラ （オキシマイザーなど）
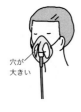 穴が 大きい	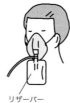 リザーバー	 リザーバー
40〜60%程度の酸素濃度が必要なとき	高い酸素濃度（60%以上）の酸素濃度が必要なとき	在宅で高流量酸素投与が必要なとき、酸素節約を目的に使用される
・マスク本体が大きく開放されている ・少ない流量でもCO_2の再吸入を防ぐことができる	・CO_2の蓄積を防止するため・リザーバーバッグ内に十分な酸素をためるため、6 L/分以上に設定する	・リザーバーに水滴がつくとリザーバーの動きが阻害されることがあるため、加湿は避ける

酸素流量 (L/分)	酸素濃度 (%)	酸素流量 (L/分)	酸素濃度 (%)	酸素流量 (L/分)	酸素濃度 (%)
3	40	6	60	0.5	28
5	50	7	70	1.0	32
10	60	8	80	2.0	36
		9	90	2.5	40
		10	90〜		

高流量システム

酸素の供給量が患者の1回換気量より多く（30L/分以上）、吸入酸素濃度（FiO₂）が患者の呼吸パターンに左右されない

	ベンチュリマスク	ネブライザー式酸素吸入器
種類	穴が大きい / ダイリューター	穴が大きい / （インスピロンネブライザー、アクアパックネブライザーなど）
適応	Ⅱ型呼吸不全患者	十分な加湿が必要な開胸術後で、喀痰喀出困難な患者など
特徴	• 患者の1回換気量に左右されず、吸入酸素濃度が24〜50％の安定した酸素を吸入させることができる • 設定酸素濃度ごとにダイリューター（濃度調節アダプタ）が色分けされており、推奨酸素流量が決められている ★使用するマスクは酸素や呼気ガスの流出のための大きな穴があいているものを使用する	• ベンチュリマスクにネブライザー機能を備えたもの • 装置の酸素濃度調節ダイアルに表示されているような高濃度酸素吸入は成人患者にはできない ★一般的に成人では1回換気量500mL、吸気時間1秒と想定して、トータル流量30L/分以上（500mL/秒×60秒）を維持するように設定する必要がある（右上の表）。30L/分以上を維持するには酸素濃度は50〜60％が限界

ベンチュリマスクの酸素流量・酸素濃度

ダイリューターの色	酸素濃度（％）	酸素流量（L/分）
橙色	50	12
赤色	40	8
緑色	35	6
白色	31	4
黄色	28	3
青色	24	2

ネブライザー式酸素吸入器の酸素流量・酸素濃度の設定表

トータル流量30L/分以上になるように設定する

酸素流量 (L/分)	4	5	6	7	8	9	10	11	12	13	14	15
100%	4.0	5.0	6.0	7.0	8.0	9.0	10.0	11.0	12.0	13.0	14.0	15.0
70%	6.4	8.1	9.7	11.3	12.9	14.5	16.1	17.7	19.3	21.0	22.6	24.2
50%	10.9	13.6	16.3	19.1	21.8	24.5	27.2	30.0	32.7	35.4	38.1	40.9
40%	16.6	20.8	24.9	29.1	33.3	37.4	41.6	45.7	49.9	54.1	58.2	62.4
35%	22.6	28.2	33.9	39.5	45.1	50.8	56.4	62.1	67.7	73.4	79.0	84.6

日本メディカルネクスト株式会社「インスピロン酸素療法製品総合カタログ」より一部改変して転載
https://www.j-mednext.co.jp/cms/wp-content/uploads/2017/12/20210301_Inspiron.pdf（2023.4.1 アクセス）

酸素・人工呼吸

34 酸素療法

ネブライザー式酸素吸入器の組み立て方の要点

(イージーウォーターブライザーシステムの場合)

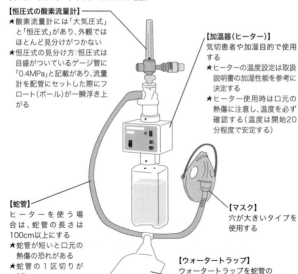

【恒圧式の酸素流量計】
★酸素流量計には「大気圧式」と「恒圧式」があり、外観ではほとんど見分けがつかない
★恒圧式の見分け方:恒圧式は目盛がついているゲージ管に「0.4MPa」と記載があり、流量計を配管にセットした際にフロート（ボール）が一瞬浮き上がる

【加温器（ヒーター）】
気切患者や加湿目的で使用する
★ヒーターの温度設定は取扱説明書の加湿性能を参考に決定する
★ヒーター使用時は口元の熱傷に注意し、温度を必ず確認する（温度は開始20分程度で安定する）

【蛇管】
ヒーターを使う場合は、蛇管の長さは100cm以上にする
★蛇管が短いと口元の熱傷の恐れがある
★蛇管の1区切りが15cm

【マスク】
穴が大きいタイプを使用する

【ウォータートラップ】
ウォータートラップを蛇管の途中に組み込む
★結露した水が患者側に流れ込む恐れがあるため

83

35 ネーザルハイフロー

★ネーザルハイフロー（NHF）は商品名。正式にはハイフローセラピー（HFT）、
ハイフローネーザルカニューレ（HFNC）と呼ぶ

<特徴>

□ 正確な酸素濃度が投与できる

□ 加温加湿が十分できる

□ 飲水・食事ができる/
　会話ができる

<生理学的効果>

□ 鼻咽頭（解剖学的死腔）の
　ウォッシュアウト
　（CO_2の排出を促す）

□ 吸気抵抗の減少/呼吸仕事
　量の減少

□ Mild PEEPの効果
　（閉口した場合）

□ 加温加湿

□ 気道の線毛機能の改善/
　維持

<適応>

□ 呼吸不全
　（CO_2貯留が高度でない
　$PaCO_2 \leqq 50 \sim 55mmHg$）

□ 酸素マスクで酸素化が維持で
　きない
　（$SpO_2 < 93\%$）

□ NPPVが使用できない

[適応疾患]

□ 肺炎

□ 気管支喘息発作
　★HFNCで吸入療法を行うこともできる

□ COPD（慢性閉塞性肺疾患）

□ 間質性肺炎

□ 緩和ケア

<設定>

酸素濃度

● まず酸素濃度は60%以下で設定する

● 酸素濃度が60%以下で、目標SpO_2になるように流量を増減する

流量

体重	HFNC流量
10〜20kg	25L/分
20〜30kg	30L/分
30〜40kg	35L/分
40〜50kg	40L/分

最大流量 50〜60L/分

● 体重<10kg：2L/kg/分

● 体重≧10kg：20L/分＋0.5L/kg/分×（体重－10）
　　　　　　　　　　　　　　　　　　10kgを超える体重分

<観察項目>

患者	【呼吸状態】 SpO₂、呼吸数、努力呼吸の有無、呼吸音、胸郭の動き、喀痰 【全身状態】 意識レベル、血圧、脈拍	
HFNC本体	ブレンダータイプの場合 ★ブレンダータイプ：酸素と空気をブレンドする専用の酸素流量計と加温加湿器を組み合わせる	
	酸素ブレンダー	● 酸素・空気配管の接続 ● 流量 ● 酸素濃度
	加温加湿器 （MR850の場合）	● コンセント、電源 ● 温度設定：気管挿管モード（チャンバー温度37℃、口元温度40℃の設定） ● 蒸留水、給水チャンバーの水量 ● アラーム：温度異常のアラームあり
	ジェネレータータイプの場合（AIRVO2の場合） ★ジェネレータータイプ：酸素と空気のブレンド、加温加湿器、流量設定などが1台の機器でできる	
	● コンセント、電源 ● 酸素配管の接続 ● 蒸留水、給水チャンバーの水量 ★線を超えないように ● 温度設定：成人37℃、小児34℃　┐ ● 流量　　　　　　　　　　　　　├ この3つはディスプレイを見る ● 酸素濃度　　　　　　　　　　　┘ ★必要な酸素濃度が表示されるまで酸素流量計で流量を上げていく ● アラーム：酸素濃度の高・低濃度時、設定流量のリーク・閉塞時、給水チャンバーの水量、温度異常などのアラームあり	
回路（蛇管）	● 結露ができていないか ★結露水は給水チャンバーに戻す	
鼻カニューレ	● サイズは適正か：S、M、Lから鼻孔の大きさに合わせる（鼻孔の半分が目安） ★サイズによって酸素流量に制限あり 　（Sは10-50L/分、Mは10-60L/分） ● びらんや潰瘍はないか	

医師からのアドバンスメモ　　HFNC の PEEP 効果

● 閉口している場合：HFNC 10L/分増加するごとに、0.7cmH₂O PEEPが増加
● 開口している場合：HFNC 10L/分増加するごとに、0.35cmH₂O PEEPが増加
HFNC 50L/分でもPEEP 3〜4cmH₂O程度と高いPEEP効果は期待できない

36 NPPV（非侵襲的陽圧換気療法）

NPPV:non-invasive positive pressure ventilation
気管挿管や気管切開をせずに、鼻マスクやフェイスマスクを用いて陽圧で肺胞換気を行う
非侵襲的な人工呼吸療法

＜適応＞

☐ 呼吸不全

☐ 特にCOPD（慢性閉塞性肺疾患）急性増悪、心原性肺水腫によい適応

＜禁忌＞

☐ マスクの装着が困難　　☐ 大量の気道分泌物がある、排痰できない
☐ 循環動態が不安定　　　☐ 消化管に問題がある（腸閉塞、消化管出血、最
　　　　　　　　　　　　　　　　近の腹部手術後など）

- -

＜モード＞　★CPAPとS/Tがよく使用される

❶ CPAP

☐ 自発呼吸の吸気、呼気ともに一定の圧をかけることで肺や気道を広
げる
　★気道を広げるので、睡眠時無呼吸にも使用される

❷ S/T

☐ Sモード（自発呼吸のみを補助する）とTモード（自発呼吸関係なく強
制換気）を組み合わせたモード

☐ 自発呼吸があればSモード、一定時間自発呼吸がなければTモードが
作動する

❸ PCV

☐ S/Tとほぼ同じだが、自発呼吸にも設定した吸気時間で送気するの
で、換気量が保たれる

❹ AVAPS

☐ 1回換気量を設定して、それを維持するために吸気圧（IPAP*）を自動
調整する
　＊IPAP:吸気のときにかける圧（人工呼吸器でいうPS:プレッシャーサポート）
　　EPAP:呼気のときにかける圧（人工呼吸器でいうPEEP）

＜マスク選択＞

	鼻マスク	フェイスマスク	トータルフェイスマスク
種類	鼻を覆う	鼻・口を覆う	顔面全体を覆う
適応	長期使用や在宅など慢性期に用いる	急性期に用いる	急性期に用いる

＜観察項目＞

意識	• 意識レベル低下、興奮・不穏はないか
気道	• 痰を出せているか、痰の量
呼吸	• 呼吸数の減少、努力呼吸・呼吸困難感は改善したか • SpO_2は改善しているか • 呼吸音・胸郭の動き（陽圧換気で気胸を起こすことあり） • NPPVとの同調性 • 血液ガス（PaO_2、$PaCO_2$）の改善
循環	• 血圧低下、脈拍上昇はないか
マスク	• マスクの不快感はないか • マスク周囲からのリークは多すぎないか（適切なリークの確認） • 圧迫しすぎていないか（発赤、圧痕、潰瘍）
その他	• 腹部膨満や嘔吐はないか（胃のほうにも送気されるため）

（NPPV開始1〜2時間後に再評価）
以下の状態では、NPPVから気管挿管に移行する

意識	• 意識レベル低下、興奮・不穏がある
循環	• 血圧低下（70-90mmHg以下）、頻脈
呼吸	• 血液ガスが改善しない（PaO_2 60mmHg以下、$PaCO_2$ 上昇：ほぼ55mmHg以上） • 呼吸数増加（35回/分以上）
その他	• NPPVに同調しない • 気胸、痰貯留など

37 人工呼吸器

<モード>

モード		追加機能	実際の呼吸器のモードの名前
A/C (アシスト/ コントロール)	VCV (従量式)		従量式(VC) VC-ACなど
	PCV (従圧式)		従圧式(PC) PC-ACなど
SIMV	VCV (従量式)	PSV	SIMV(VC)＋PS VC-SIMVなど
	PCV (従圧式)		SIMV(PC)＋PS PC＋SIMVなど
CPAP		PSV	プレッシャーサポート/CPAP SPN-CPAP/PSなど

<人工呼吸器装着中の観察ポイント>

患者の 観察	酸素化できているか?	SpO₂、血液ガス(PaO₂)、P/F比*¹
	換気できているか?	1回・分換気量、呼吸回数、 血液ガス(PaCO₂)、EtCO₂*²
	呼吸パターンは?	自発呼吸の有無、努力呼吸の有無、呼吸 困難感の有無
	全身状態は?	●バイタルサイン ●尿量、IN-OUTバランス ●意識レベル・鎮静レベル評価(RASSな ど、p.90) ●せん妄評価(CAM-ICUなど、p.91) ●痛みの評価(BPSなど、p.92)
	挿管チューブ	カフ圧、固定位置、深さ

モードの特徴	観察すること
設定した間隔で強制的に換気する（設定呼吸回数を超えた自発呼吸があるとき、すべての呼吸を強制的に換気する）	**気道内圧** ★1回換気量は保証されるため、肺が硬いと圧が高くなりすぎて気胸になるため（VALI：人工呼吸器関連圧損傷）
	1回（分時）換気量 ★気道内圧は制御されるため、VALIは起こらないが、1回換気量は肺の硬さに左右されるため
設定した呼吸回数のみ強制的に換気する。設定呼吸回数を超えた呼吸は、PSVによるサポートとなる ★自発呼吸がまったくなければA/CとSIMVはまったく同じ	**気道内圧** ★1回換気量は保証されるため
	1回（分時）換気量 ★気道内圧は制御されるが、1回換気量は肺の硬さに左右されるため
CPAPは肺が完全にしぼまないように呼気終末に陽圧をかける（＝PEEP）。PS（プレッシャーサポート）機能を追加して、自発呼吸を後押しすることが多い	**呼吸数と1回（分時）換気量** ★気道内圧は制御されるが、呼吸数と換気量は保証されないため

- -

人工呼吸器の観察	**本体・回路**	コンセントの接続、回路の接続、EtCO₂、人工鼻（加温加湿器を使用しない場合）、バクテリアフィルター
	加温加湿器（人工鼻を使用しない場合）	電源、蒸留水・給水チャンバーの水量
	設定	モード、吸入酸素濃度（FiO₂）、1回換気量、呼吸数、PEEP、気道内圧など
	アラーム	気道内圧上限／下限、分時換気量上限／下限、呼吸数上限／下限など

＊1　P/F比：PaO₂をFiO₂で割ったもの（酸素化能の指標）
　　　例）FiO₂ 60%（0.6）でPaO₂ 120の場合は、120 ÷ 0.6 ＝ 200 となる
　　　300以下は不良（200-300：不良の中でもまだ軽症、100-200：中等症、100以下：重症）
＊2　ETCO₂（呼気終末二酸化炭素分圧）：イコールPaCO₂と考えてよい（※イコールではないときもある）

RASS　鎮静スケール

(Richmond Agitation-Sedation Scale)

スコア	用語	説明
＋4	好戦的な	暴力的で好戦的な行動がある
＋3	非常に興奮した	興奮して攻撃的な行動(チューブ類の自己抜去など)がある
＋2	興奮した	頻繁な非意図的な運動や人工呼吸器のファイティングがある
＋1	落ち着きのない	不安で絶えずそわそわしているが攻撃的でも活発でもない
0	意識清明な、落ち着いている	
－1	傾眠	呼びかけると10秒以上の開眼とアイコンタクトがある
－2	軽い鎮静	呼びかけに10秒未満の開眼とアイコンタクトがある
－3	中等度鎮静	呼びかけに何かしらの動きまたは開眼があるがアイコンタクトなし
－4	深い鎮静	呼びかけに無反応だが身体刺激で動きや開眼あり
－5	昏睡	呼びかけにも身体刺激にも無反応

Sessler CN, Gosnell MS, Grap MJ, et al. The Richmond Agitation-Sedation Scale: validity and reliability in adult intensive care unit patients. *Am J Respir Crit Care Med* 2002; 166 (10): 1338-1344. より引用

RASSを用いた評価の仕方

ステップ1	患者さんを30秒間視診のみで観察する	0〜＋4のいずれかで評価
ステップ2	大声で名前を呼ぶ、または開眼するよう伝える	－1〜－3のいずれかで評価
	10秒以上アイコンタクトができなければ繰り返す	－4〜－5のいずれかで評価
	動きがみられない場合は、肩を揺する、あるいは胸骨を摩擦する	

CAM-ICU　ICU におけるせん妄評価法

(Confusion Assessment Method for the Intensive Care Unit)

STEP 1：鎮静レベルの評価
RASSで評価し、－4 または－5 の場合は評価を中止し、後で再評価する

STEP 2：せん妄の評価（CAM-ICU）

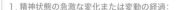

```
1. 精神状態の急激な変化または変動の経過：
 ● 基線からの精神状態の急性変化の根拠があるか？　または
 ● 過去24時間に精神状態が変動したか？
```
→ いいえ → **CAM-ICU陰性 せん妄なし**

↓ はい

```
2. 注意力の欠如：
 ●「1の数字を聞いたら、私の手を握って教えてください」
 ● 以下の数字を読み上げる　2 3 1 4 5 7 1 9 3 1
 ● エラー：1のときに手を握らなかった場合、また1では
   ないときに手を握った場合
 ● 評価できない場合→写真で評価する
```
→ エラー 3未満 → **CAM-ICU陰性 せん妄なし**

↓ エラー3以上

```
3. 意識レベルの変化
 現在のRASSスコア
```
→ RASS 0以外 → **CAM-ICU陽性 せん妄あり**

↓ RASS＝0

```
4. 無秩序な思考：
 質問
 1. 石は水に浮きますか？
 2. 魚は海にいますか？
 3. 1グラムは2グラムよりも重いですか？
 4. 釘を打つのにハンマーは使えますか？
    患者が答えを間違えたら、エラーとして数える
 指示
 ● 評価者は患者に2本の指を挙げて見せ、「私と同じよう
   に指を挙げてください」と患者に同じ数の指を挙げるよ
   うに指示する
 ● 「今度は反対の手で同じことをやってください」と患者に指
   示を出す。その際、"2本"とは言わないこと。また、麻痺など
   がある場合は「指をもう1本挙げてください」と指示を出す
 ● 指示どおりに動かすことができなければ、エラーとして数える
```

エラー 2つ以上 → **CAM-ICU陽性 せん妄あり**

エラー 0または1 → **CAM-ICU陰性 せん妄なし**

Ely EW 原著, Inoue S 訳：ICU のおけるせん妄評価法（CAM-ICU）トレーニング・マニュアル 改訂版 2014 年 3 月より引用
https://uploadsssl.webflow.com/5b0849daec50243a0a1e5e0c/5bb419cbf487b4d2af99b162_CAM_ICU2014-training_Japanese_version.pdf（2023.6.30 アクセス）

BPS　人工呼吸器装着患者用の疼痛スケール

(Behavioral Pain Scale)

項目	行動	スコア
表情	穏やかな	1
	一部硬い(例えば、まゆが下がっている)	2
	まったく硬い(例えば、まぶたを閉じている)	3
	しかめ面	4
上肢の動き	まったく動かない	1
	一部曲げている	2
	指を曲げて完全に曲げている	3
	ずっと引っ込めている	4
人工呼吸器との同調性	同調している	1
	時に咳嗽、大部分は呼吸器に同調している	2
	呼吸器とファイティング	3
	呼吸器の調整が利かない	4

日本呼吸療法医学会人工呼吸中の鎮静ガイドライン作成委員会：人工呼吸中の鎮静のためのガイドライン．人工呼吸 2007；24：154. より転載

最低点数3点、最高点数12点。5点以上は何らかの介入が必要

医師からのアドバンスメモ

気管挿管を検討する状態

項目		正常範囲	気管挿管を検討する異常値
呼吸数		12〜20	35回/分以上
血液ガス	pH	7.35〜7.45	7.25未満
	$PaCO_2$ (mmHg)	35〜45	55以上
	PaO_2 (mmHg)	80〜100* (ルームエア)	70以下 (FiO₂ 0.6酸素投与下)

＊ PaO_2 は加齢に伴い低下する。$PaO_2 = 100 - 0.4 \times$ 年齢 (mmHg)

努力性呼吸の重症度

呼吸困難	陥没の部位	部位の詳細	
軽度〜中等度	肋骨下	肋骨縁の直下の腹部の陥没	
	肋骨間	肋骨と肋骨の間の陥没	
重度	鎖骨上	頸部、鎖骨の直上部の陥没	この努力呼吸があると気管挿管の適応
	胸骨上	胸部、胸骨の直上部の陥没	

人工呼吸器の設定

❶ 1回換気量（TV）と呼吸数

	1回換気量* （mL/kg体重）	設定呼吸数 （回/分）
正常	5〜7	12〜20
肺炎		15〜25
COPD/喘息	6〜8	8〜12
神経筋疾患		8〜16
ARDS （急性呼吸窮迫症候群）	6	15〜30

* 1回換気量の算出に用いる体重は、身長から算出される理想体重を用いる
　男性：50 ＋ 0.91 ×（身長 cm − 152.4）
　女性：45 ＋ 0.91 ×（身長 cm − 152.4）

❷ 分時換気量（MV）

□ 男性：4 ×体表面積m²(L/分)
　女性：3.5×対表面積m²(L/分)
　★正常ならこのぐらいの分時換気量で$PaCO_2$ 40mmHg前後になる

□ MVは約5〜8L/分が正常。
　10L/分以上は呼吸状態の悪化が懸念される

❸ 酸素化にかかわる設定：吸入酸素濃度（FiO_2）、PEEP/CPAP、平均気道内圧（or吸気圧）

□ FiO_2が0.5以下になるようにPEEPを設定する

□ 人工呼吸開始時はPEEP 5 cmH_2O以上で開始する

□ 平均気道内圧が（MAP）が高くなると、機能的残気量（FRC）が増加し平均肺容量が増加することで酸素化が改善する

□ MAP＝PEEP＋（最高気道内圧−PEEP）×吸気時間（秒）×呼吸数/60と表される

38 気管切開カニューレの種類

気管切開カニューレの分類と特徴

分類		機能					適応
		カフ	上部吸引	内筒	側孔	発声	
カフ付き	一重管（単管）	○	○	×	×	×	人工呼吸器等との接続による厳密な呼吸管理が必要な患者
	二重管（複管）	○	○	○	×	×	痰が多く、チューブが閉塞しやすい患者
	スピーチ	○	○	○	○	○	誤嚥が少なく発声訓練を行う患者
カフなし	一重管（単管）	×	×	×	×	×	比較的痰が少なく、発声機能を必要としない患者
	二重管（複管）	×	×	○	×	×	痰が多く、チューブが閉塞しやすい患者
	スピーチ	×	×	×	○	○	発声訓練を行う患者
保持用	スピーチなし	×	×	×	—	×	何らかの理由で気管孔を保持しておきたい患者
	スピーチあり	×	×	×	—	○	

気管切開カニューレの構造

カフ	● 分泌物の垂れ込みによる誤嚥を防止
上部吸引	● カフの上にたまった分泌物を吸引できる機能 ● 下部吸引機能（カフの下）がついたものもある
内筒	● 本体を留置したまま内筒だけ洗浄・交換が可能→痰が多く閉塞リスクが高い患者に用いる
側孔	● スピーチは側孔があるもののこと。側孔から声帯に呼気を送ることができるため、発声用バルブなどを併用することで発声ができる
発声用バルブ	● 一方向弁になり、吸気時にはバルブの弁が開き、呼気時には弁が閉じることで、側孔→声帯→口に空気が送られ発声できる

【気管切開カニューレのイメージ】

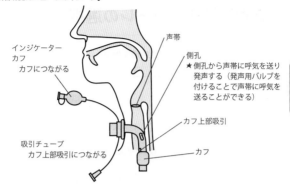

インジケーター
カフ
　カフにつながる

声帯

側孔
★側孔から声帯に呼気を送り
発声する（発声用バルブを
付けることで声帯に呼気を
送ることができる）

カフ上部吸引

吸引チューブ
　カフ上部吸引につながる

カフ

【保持用カニューレ（レティナ）のイメージ】

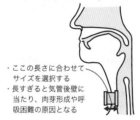

・ここの長さに合わせて
　サイズを選択する
・長すぎると気管後壁に
　当たり、肉芽形成や呼
　吸困難の原因となる

カフ上部の吸引方法

✔「吸引器」で吸引する方法：吸引圧は40kPa(300mmHg)以下に設定する。
　高圧だとサクションラインが扁平化して吸引できなくなる恐れがある
✔「シリンジ」で吸引する方法：50〜100mLの大きめのシリンジを使用して、
　ゆっくりと吸引する

内筒の洗浄方法

①滅菌生理食塩液などで内腔を洗浄する
　★滅菌生理食塩液で薄めた中性洗剤で洗浄すると、こびりついた痰が落ちやすい[8]
　★オキシドールを注いで分泌物を取り除きやすくする方法もある[9]
②内腔をブラッシングして固まった分泌物などを落とす
③最後に滅菌生理食塩液などでよくすすぎ、清潔な状態で乾燥させる

39 気管切開カニューレの選択

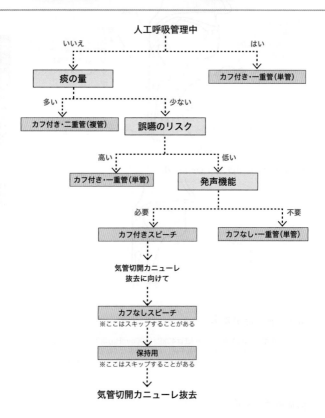

人工呼吸管理中

いいえ　　　　　　　　　　　　　　　　　　　　　はい

痰の量　　　　　　　　　　　　　　カフ付き・一重管(単管)

多い　　　　　　　　　　少ない

カフ付き・二重管(複管)　　　誤嚥のリスク

高い　　　　　　　　　　低い

カフ付き・一重管(単管)　　　　発声機能

必要　　　　　　　　　　　　　　　　　不要

カフ付きスピーチ　　　　　　　カフなし・一重管(単管)

気管切開カニューレ
抜去に向けて

カフなしスピーチ
※ここはスキップすることがある

保持用
※ここはスキップすることがある

気管切開カニューレ抜去

40 気管切開からの酸素投与

□ 気管切開患者は上気道を経由しないため、必ず加湿が必要
□ 加湿方法は人工鼻か高流量システム（インスピロンなど）

気管切開からの酸素投与方法

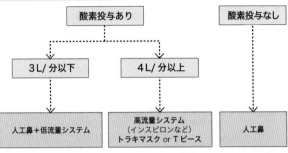

露木菜緒：Q10. 気管切開患者の酸素療法はどうするの？　道又元裕編，新・人工呼吸ケアのすべてがわかる本，照林社，東京，2014：122. より一部改変して転載

人工鼻	• 人工鼻を使用する場合は、酸素の加湿瓶に水を入れない（人工鼻のフィルターが閉塞して窒息する恐れがある） • 人工鼻は24時間ごと、または汚染時に交換する • 痰が多い場合は酸素が必要なくても、加湿目的で高流量システム（インスピロンなど）を使用する（窒息の恐れがあるため）
トラキマスク	• トラキマスクがずれて気管切開チューブを塞がないように注意
Tピース	• Tピースは呼気側に15cm（1節分）の蛇管を接続する（呼気側からの大気の流入を予防し、酸素濃度と加湿率を維持する） 排気 酸素の流れ Tピース

41 気管切開カニューレの交換

＜交換時期＞

- □ 気管切開後初回の交換は、瘻孔が完成する術後２週間程度で行う
  - ★瘻孔が完成する前に交換すると、カニューレが誤って皮下組織に入ってしまう逸脱・迷入が起こりやすい
- □ その後の交換めやすは１～２週間に１回
- □ 痰によるカニューレ内腔の汚染や狭窄が生じた場合は、そのつど交換する

- -

＜必要物品＞

- □ 気管切開カニューレ
- □ Yガーゼ
- □ 固定の紐（紐は気切チューブに付属）あるいは
  バンド（バンドは別売り）
- □ シリンジ10mL
- □ カフ圧計
- □ 吸引の準備
- □ 救急カート
  - ★気管切開カニューレを再挿入できなかったときは、バッグバルブマスクによる換気や気管挿管を要するため、緊急時に備えて準備しておく

- -

＜手順＞

❶ 患者の体位を整える

- □ 仰臥位とし、肩の下に比較的大きな枕を入れて頸部を伸展させる
  - ★造設時と同じ頸部伸展位とすることで皮膚と気管の孔が一直線になり誤挿入しにくくなる

❷ カフ付きの気管切開カニューレは、カフに空気を入れて空気漏れがないことを確認しておく
  - ★たまにカフの破損あるので必ず確認する

❸ 口腔・鼻腔・カフ上部→気管内を吸引する
  - ★気管切開カニューレの抜去時や再挿入時に分泌物が出ることがある。いつでも吸引できる準備をしておく

❹ 固定の紐・バンドを外して、10mLシリンジでカフの空気を完全に抜く

❺ 医師：気管切開カニューレを抜去する

❻ 看護師：気管切開カニューレの先端に潤滑用ゼリーをつけて
医師に渡す
★気管切開カニューレが入っていた容器の中に潤滑用ゼリーをたらして擦り付ける
★潤滑剤がカニューレ内腔に入らないように！（閉塞してしまう）

❼ 医師：新しい気管切開カニューレを挿入し、スタイレットを抜く
絶対忘れないこと！

看護師：シリンジでカフに空気を入れる（この時点では10mL注入）
★胸の挙上や咳嗽、酸素飽和度（SpO₂）の低下の有無をすぐに評価

❽ 気管切開カニューレから吸引
★分泌物を除去するのと出血がないかを確認するため

❾ （必要に応じて）Yガーゼを挟んで、固定の紐かバンドをつける
★指が1～2本入る程度のゆとりをもたせる

❿ カフ圧計でカフ圧調整（20～30cmH₂O）
★気管粘膜の毛細血管還流圧＝25mmHg（34cmH₂O）なので、これ以下のカフ圧にするのが基本

＜合併症＞

合併症	症状	特徴・対処方法など
気管切開カニューレの逸脱・迷入	呼吸困難、SpO₂低下、呼吸に合わせて胸が挙上しない、吸引チューブが入りにくい	● 皮下に迷入すると換気不能となり窒息する恐れがある ● 気管切開の術後早期（2週間以内）は特に起こりやすい ● 交換時に頸部伸展位とする ● 呼気ガスディテクタ（イージーキャップなど）で色が変化しない場合、逸脱・迷入が強く疑われる（p.108）
気管切開孔周囲の損傷	出血	● 潤滑用ゼリーをカニューレ先端につけて愛護的に挿入する
口腔内容物の誤嚥	咳嗽、SpO₂低下	● 抜去前に口腔・鼻腔・カフ上部の吸引をしておく ● 気管切開カニューレのカフの空気を抜くのは抜去直前に行う

42 呼吸音の聴診

呼吸音の聴取部位

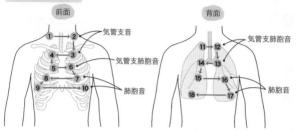

ラ音の種類

ラ音の種類	名称	音の特徴	
断続性ラ音	ファインクラックル (fine crackles) 捻髪音	チリチリ、パリパリ (高い音)	
	コースクラックル (coarse crackles) 水泡音	ブツブツ (低い音)	
連続性ラ音	ロンカイ (rhonchi) いびき音	グーグー (低い音)	
	ウィーズ (wheeze) 笛音	ヒューヒュー (高い音)	
呼吸音分類では定義されていないが連続性ラ音	ストライダー (stridor)	ゼーゼー、ヒューヒュー	

肺音の分類

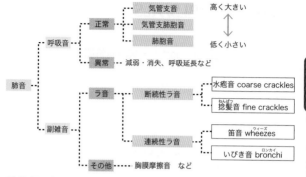

```
肺音 ─┬─ 呼吸音 ─┬─ 正常 ─┬─ 気管支音        高く大きい
      │          │        ├─ 気管支肺胞音      ↕
      │          │        └─ 肺胞音          低く小さい
      │          └─ 異常 ── 減弱・消失、呼吸延長 など
      └─ 副雑音 ─┬─ ラ音 ─┬─ 断続性ラ音 ─┬─ 水疱音 coarse crackles
                 │        │              └─ 捻髪音（ねんぱつ）fine crackles
                 │        └─ 連続性ラ音 ─┬─ 笛音（ウィーズ）wheezes
                 │                       └─ いびき音（ロンカイ）bronchi
                 └─ その他 ── 胸膜摩擦音  など
```

三上理一郎：ラ音の分類と命名．日本医師会雑誌 1985；94（12）：2052．をもとに作成

酸素・人工呼吸
42 呼吸音の聴診

原因	聴取しやすい部位	聴取できる疾患
• 虚脱した末梢気道（肺胞の手前）あるいは肺胞が開放するときに発生する音 • ほとんどが呼吸終末に発生	⑦ ⑧ ⑨ ⑩ ⑪ ⑮ ⑯ ⑰ ⑱	間質性肺炎、肺水腫（初期）など
• 気道内分泌物（水泡）が破裂する音 • 吸気の初期に発生	⑦ ⑧ ⑨ ⑩ ⑪ ⑮ ⑯ ⑰ ⑱	肺炎、気管支炎、肺水腫（進行）など
• 太い気道に狭窄がある場合に、気道壁が振動する音	① ② ③ ④	気管支喘息、COPD、気管支炎、腫瘍、痰貯留など
• 細い気道に狭窄がある場合に、気道壁が振動する音 ★発生機序は基本的にロンカイと同じ。気道のここまではロンカイ、ここからはウィーズという分け方ではなく、あくまでも聞こえ方による分類	⑤ ⑥ ⑪ ⑫ ⑬ ⑭	
吸気時に発生する上気道の狭窄音	① ② ③ ④	上気道の狭窄・窒息

43 救命処置　BLS/ALS

< BLS（basic life support：一次救命処置）>

【医療用BLSアルゴリズム】

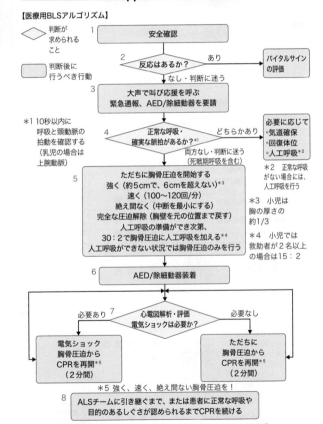

日本蘇生協議会監修：JRC蘇生ガイドライン2020. 医学書院, 東京, 2021：51. より転載

< ALS（advanced life supprt：二次救命処置）>

【心停止アルゴリズム】

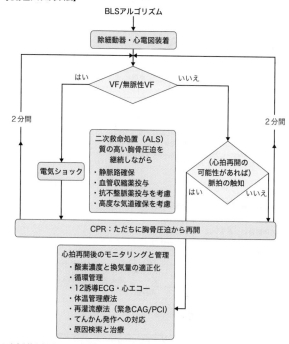

BLSアルゴリズム

除細動器・心電図装着

VF/無脈性VF
はい　　　　　　いいえ

2分間　　　　　　　　　　　　　　　　　　　　　　2分間

電気ショック

二次救命処置（ALS）
質の高い胸骨圧迫を
継続しながら
・静脈路確保
・血管収縮薬投与
・抗不整脈薬投与を考慮
・高度な気道確保を考慮

（心拍再開の
可能性があれば）
脈拍の触知
はい　　　いいえ

CPR：ただちに胸骨圧迫から再開

心拍再開後のモニタリングと管理
・酸素濃度と換気量の適正化
・循環管理
・12誘導ECG・心エコー
・体温管理療法
・再灌流療法（緊急CAG/PCI）
・てんかん発作への対応
・原因検索と治療

日本蘇生協議会監修：JRC 蘇生ガイドライン 2020. 医学書院, 東京, 2021：50. より転載

【心停止時の原因検索と治療】

- **可逆的な原因の検索と是正**：心停止に至った状況や既往歴、身体所見など。動脈血液ガスや電解質検査も考慮
- **血管収縮薬（アドレナリン）投与**：1回1mgを静脈内投与、3～5分間隔で追加投与
  ★4分間に設定すると2分間のCPRと合わせやすい
- **抗不整脈薬投与**：電気ショックで停止しないVF/VTはアミオダロン300mgを静脈内投与。アミオダロンが使用できない場合は、ニフェカラント0.3mg/kgあるいはリドカイン1～1.5mg/kgを静脈内投与
- **高度な気道確保**：気管挿管は成功率が高い場合には考慮。バッグバルブマスク（BVM）での人工呼吸が良好であればBVM継続も考慮

103

44 急変予測ツール　qSOFA、NEWS

< quick SOFA（qSOFA）>

一般病棟などICU以外の場所での敗血症のスクリーニングツール

項目	測定値	点数
収縮期血圧	≦100mmHg	1
呼吸数	≧22回/分	1
意識の変容	GCS<15	1

★意識の変容は、意識レベル低下だけでなく不穏も含む

Singer M, Deutschman CS, Seymour CW, et al. The Third International Consensus Definitions for Sepsis and Septic Shock (Sepsis-3). *JAMA* 2016; 315 (8): 801-810.

3項目の中で2点以上は敗血症を疑う

↓

即、ドクターコール

敗血症と敗血症性ショックの診断の流れ

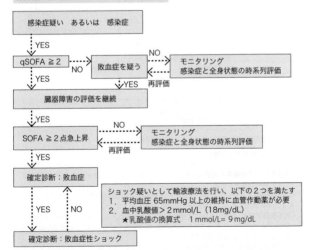

< NEWS（National Early Warning Score） >

バイタルサインをもとに、一般病棟における24時間以内の心停止、計画外のICU入室、死亡のリスクを予測できる早期警告スコア

NEWS2

★初期版NEWSは、COPD（閉塞性肺疾患）患者の重症度予測の感度が低かったため、改良版のNEWS2は高炭酸ガス性呼吸不全のパラメーターが追加された

生理学的パラメータ	スコア						
	3	2	1	0	1	2	3
呼吸数	≦8	—	9〜11	12〜20	—	21〜24	≧25
SpO₂スケール1（%）	≦91	92〜93	94〜95	≧96	—	—	—
SpO₂スケール2（%）	≦83	84〜85	86〜87	88〜92 ≧93（室内気）	93〜94（酸素投与下）	95〜96（酸素投与下）	≧97（酸素投与下）
酸素投与	—	あり	—	なし	—	—	—
収縮期血圧（mmHg）	≦90	91〜100	101〜110	111〜219	—	—	≧220
心拍数（bpm）	≦40	—	41〜50	51〜90	91〜110	111〜130	≧131
意識レベル	—	—	—	A	—	—	CVPU
体温（℃）	≦35.0	—	35.1〜36.0	36.1〜38.0	38.1〜39.0	≧39.1	—

意識レベル：A（清明）、C（混乱）、V（声に反応あり）、P（痛みに反応あり）、U（反応なし）
Royal College of Physicians. National Early Waning Score（NEWS）2. London：Royal College of Physicians, 2017.
https://www.rcplondon.ac.uk/projects/out puts/national-early-warning-scoe-news-2（2023.4.1 アクセス）

★COPD患者にはSpO₂スケール2を、それ以外の患者はSpO₂スケール1を用いる

NEWSはスコアに応じて具体的な対応策の目安が示されている

NEWスコアリング	モニタリング頻度	臨床的介入
0点	最低12時間ごと	●とりあえず経過観察
1〜4点	最低4〜6時間ごと	●リーダーに報告・相談 ●観察強化の指示
5〜6点 もしくは 1項目でも3点以上がある場合	最低1時間ごと	●急変対応チームの要請 ●急変しうる病態かどうかを判断 ●high care unit（HCU）への移動
7点以上	持続的モニタリング	●熟練した急変対応チームを即座に呼ぶ ●緊急性の強化を行う ●ICUなどの高度ユニットへ

45 心停止ではない急変時の対応

<まずは「ABC」に問題がないかを確認）>

	評価ポイント	問題がある場合の対応
Airway (気道)	● 発語はあるか？ ● 舌根沈下はないか？ ● 意識障害は？ ● 痰や嘔吐による窒息はないか？ ● stridor(上気道の狭窄音)はないか？ 　ゼーゼー、ヒューヒュー言っていないか？	● 気道確保 　(頭部後屈顎先挙上) ● エアウェイ挿入 ● 気管挿管 ● 痰や嘔吐があれば吸引
Breathing (呼吸)	● SpO₂低下は？ ● 頻呼吸・徐呼吸はないか？ ● 下顎呼吸、努力呼吸はないか？	● バッグバルブマスクによる 　補助換気 ● 酸素投与 ● 気管挿管、人工呼吸器など
Circulation (循環)	● ショックの5徴はないか？ ● 網状皮斑*1はないか？ ● CRT*2は2秒未満か？ ● 血圧、脈拍に異常はないか？	● 末梢ルート確保・輸液 ● 心電図モニター装着

* 1　網状皮斑：膝が赤紫色にまだら模様になる
* 2　CRT（毛細血管再充満時間）：患者の爪床を白くなるまで圧迫し、圧迫解除から爪床がピンク色に戻るまでの時間。2秒以上かかると循環血液量減少と考える

- -

<初期対応は「OMI」>

❶ O(Oxygen)：酸素投与

☐ 急変時は細胞レベルの酸素不足に陥っているため、組織や臓器に少しでも多くの酸素供給が必要

☐ まずはリザーバーマスク10～15L/分で開始し、症状・病態に応じて調節する

　★ショックのときはSpO₂が保てても、とりあえず酸素が必要（ショック＝組織の酸素が不足なので）

❷ M(Monitor)：モニター装着

☐ 心電図とSpO₂モニター（ベッドサイドモニター）を装着する

❸ I(IV route)：末梢ルート確保

☐ 輸液を含めた薬物療法ができるように、早期に末梢ルート確保

☐ できれば20G以上が望ましい（難しければ細くても可）

☐ ルート確保が難しければ肘正中皮静脈(よく採血する血管)を穿刺

46 気管挿管

＜必要物品＞

- ☐ BVM(バッグバルブマスク)
- ☐ 喉頭鏡(ハンドル、ブレード)
- ☐ 気管チューブ:
  (成人)男8.0mm、女7.0mm
- ☐ スタイレット
- ☐ 潤滑剤
- ☐ 固定用テープ
- ☐ バイトブロック
- ☐ 10mLシリンジ
  (カフに空気入れる用)
- ☐ 聴診器
- ☐ 吸引の準備

＜手順＞

気管挿管前の準備

❶ 物品の準備 ★いつでも吸引できるように準備をしておく

- ☐ 気管チューブのカフが破損していないか確認(シリンジで空気注入)
- ☐ スタイレットを気管チューブに挿入
  ★スタイレット先端がチューブ先端から出ないように。気道粘膜損傷の恐れがある！
- ☐ 気管チューブ先端に潤滑剤をつける

❷ 患者の準備

- ☐ 血圧、心電図、SpO₂モニター下で行う
- ☐ BVMでしっかりと換気してSpO₂を上げておく
- ☐ スニッフィングポジションにする
  ★スニッフィングポジションと
  気道確保は違う！！

気道確保

首を突き出して、
においを嗅ぐような
イメージ

スニッフィングポジション

❸ 薬剤投与 ★意識がない患者には不要だが、意識がある患者は鎮静して行う

- ☐ 鎮静薬、鎮痛薬、筋弛緩薬を使用する
  ★1)挿管の3分前にフェンタニル(鎮痛薬)、挿管直前にプロポフォールまたはミダゾラム(鎮静薬)とロクロニウム(筋弛緩薬)
  ★手術室やICUでは筋弛緩薬を使用するが、一般病棟では緊急のため鎮静薬だけで気管挿管を行うことも多い

気管挿管

❶ 挿管

- ☐ 医師：開口～喉頭鏡の挿入

BURP 法

- ☐ 医師：喉頭展開して声門確認

甲状軟骨（喉仏）を
後ろに（Backward）
上に（Upward）
右に（Rightward）
圧迫する（Pressure）

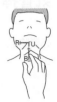

  ★喉頭展開して声門が確認できないとき、医師から「喉（または首）を押さえて」と指示があったらBURP法。気管チューブを気管挿管後に圧迫を解除する

  ★医師が自分でBURPして、それをそばにいる人に保持してもらう方法はELM（external laryngeal manipulation）

- ☐ 看護師：気管チューブを医師の右手に渡す
  医師：気管チューブ挿入

  ★看護師は口角を右側に引っ張ると口腔内の視野確保ができる

- ☐ 看護師：チューブ先端が声門を通過し、医師に「スタイレットを抜いて」と言われたら、スタイレットを抜く

- ☐ 医師：カフが声門を通過するまでチューブを進める

  ★目安は挿入したチューブのID（内径）の3倍の深さ
  （例：ID 7.0mmであれば 7 × 3 ＝21cm）

- ☐ 看護師：シリンジでカフに空気注入

  ★とりあえず10mL

❷ チューブの位置確認

5 点聴診

- ☐ BVMをつなぎ、換気して胸の上がりを見る
  左右差はないか？→ 片肺挿管
  腹部が上がっていないか？→ 食道挿管
  食道挿管は致死的!!　すみやかに抜去

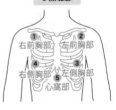

① 右前胸部　② 左前胸部
③ 右側胸部　④ 左側胸部
⑤ 心窩部

- ☐ 心窩部の聴診
  胃のゴボゴボ音がないか→ 食道挿管

- ☐ チューブのくもりを確認

  ★呼気ガスディテクタ（例：イージーキャップ）などでの確認が望ましい。二酸化炭素を検知するとデバイスの紙の色が紫色から黄色に変わる（PCO_2 15～38mmHgで紙の色が黄色に変わる。4mmHg未満では色の変化は起こらない（食道挿管の可能性あり）

❸ 胸部X線

- ☐ 最終的な位置確認を胸部X線で行う

❹ チューブ固定

  ★気管チューブのテープ固定はいろいろな方法がある。図はあくまでも一例

気管チューブ固定方法の例

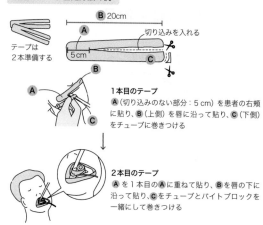

テープは
2本準備する

Ⓑ 20cm

Ⓐ

切り込みを入れる

5cm

Ⓒ

1本目のテープ
Ⓐ（切り込みのない部分：5cm）を患者の右頬に貼り、Ⓑ（上側）を唇に沿って貼り、Ⓒ（下側）をチューブに巻きつける

2本目のテープ
Ⓐを1本目のⒶに重ねて貼り、Ⓑを唇の下に沿って貼り、Ⓒをチューブとバイトブロックを一緒にして巻きつける

＜合併症＞

合併症	症状	特徴・対処方法など
食道挿管	● SpO₂低下 ● BVMで換気をすると胸部が挙上せず腹部が上がる ● 聴診で胸部の呼吸音が消失し心窩部でゴボゴボ音がする ● 呼気ガスディテクタの色の変化が起こらない	● チューブ挿入後の位置確認を複数の方法を用いて確実に行う ● 食道挿管は致死的なため、疑ったらすみやかに抜去する
誤嚥		● 胃内に食物残渣がある場合に、胃液が逆流、誤嚥することで重篤な肺炎になる恐れがある ● 迅速導入気管挿管（RSI：rapid sequence intubation）：鎮静と筋弛緩を同時に施行し、マスク換気をしない迅速な挿管を行う
低酸素・高二酸化炭素血症		● 前酸素、モニタリングを行う
高血圧・低血圧、頻脈・徐脈		● 鎮静薬や循環作動薬を使用する
歯牙損傷		● 動揺歯に気づいた場合は絹糸で固定して脱落を予防し、愛護的に挿管する

47 救急カートの薬剤・物品

＜薬剤（心肺蘇生、急変時に使用）＞

一般名（商品名）	投与場面	投与方法
アドレナリン（ボスミン、アドレナリンシリンジ） 1Aも1シリンジも1mg	心肺停止	●1回1mg（1アンプルまたは1シリンジ）を3〜5分ごとに静注
	アナフィラキシーショック	●1回0.3mgを筋注。15〜20分ごとに繰り返す
アミオダロン（アンカロン）	除細動や、アドレナリン投与を行ってもVT/VFが持続するとき	●初回：300mg（2アンプル6mL）を5％ブドウ糖20mLに加えて総量26mLにして静注 ●追加投与：150mg（1A3mL）を5％ブドウ糖10mLに加えて総量13mLにして静注
リドカイン（静注用キシロカイン、リドカイン静注用シリンジ） 1Aも1シリンジも100mg	VF/VTが持続するとき ★アミオダロンより効果は劣るため、アミオダロンが使用できない状況で使用	●初回：50〜100mg（1〜2mg/kg）を緩徐に静注する ●効果がなければ5分後に同量投与
ノルアドレナリン（ノルアドリナリン） アドレナリンとは違う薬なので注意！	低血圧、ショック ★敗血症性ショックに対する昇圧薬の第一選択薬	●0.01〜0.2γで持続静注（最大は1.0γまで） ●原則CV（点滴漏れで壊死する恐れあり）
ドパミン（イノバン、カコージン、カタボン）	ショック（敗血症性、心原性）	●3〜5γで開始、維持量1〜10γ、最大20γ ★原則CV（点滴漏れで壊死する恐れあり）投与が基本だが、カタボンLow/Highなど末梢血管から投与可能な製剤もある
ドブタミン（ドブポン、ドブトレックス）	心原性ショック	●2〜10γで開始、維持量1〜10γ、最大20γ

γ＝μg/kg/分

一般名(商品名)	投与場面	投与方法
アトロピン (アトロピン) 1A＝0.5mg	徐脈性不整脈	● 1回0.01mg/kgを静注(体重50kgの人で1A) ★希釈せずに急速投与する(速度が遅いと徐脈引き起こす) ★最低投与量が0.1mg、これより少ないと徐脈となる
ベラパミル (ワソラン)	頻脈性不整脈	● 1回5mg(1A)を生理食塩液もしくは5％ブドウ糖で希釈し、5分以上をかけて静注する ★急速静注は低血圧、不整脈を引き起こす
ニトログリセリン 注射液 (ミリスロール)	急性心不全	●0.05〜0.1γで開始。5〜10分ごとに0.1〜0.2γずつ増量
	不安定狭心症	●0.1〜0.2γで開始。5分ごとに0.1〜0.2γずつ増量し、1〜2γで維持する
ニトログセリン舌下スプレー (ミオコールスプレー)	狭心症	● 1回1噴霧を舌下投与(1噴霧0.3mg)。効果が不十分な場合は1噴霧を追加投与する
ニカルジピン (ペルジピン) 2mg/2mLと 10mg/10mLがある	高血圧緊急症	●0.5γから開始し、血圧をモニターしながら速度を調節する ★静脈炎が起こりやすく、末梢から投与する場合には希釈すること
メチルプレドニゾロン (ソル・メドロール) 40mg、125mg、500mg、1000mgがある	ショック	●出血性ショックでは1回125〜1000mgを緩徐に点滴 ★500mgを超える高用量を急速静注(10分以内)すると心停止、ショック、不整脈の恐れあり
	喘息発作	●40〜125mgを緩徐に静注
アミノフィリン (ネオフィリン) 250mg/10mLがある	喘息発作	●4〜5mg/kgを30分以上かけて点滴 ●普段の内服の有無を確認する(内服していると血中濃度が高くなるので投与量を減量する)
ヘパリン (ヘパリンナトリウム)	静脈血栓塞栓症 (肺塞栓など)	●80単位/kgを静注後に、18単位/kg/時で持続静注 ●APTT 1.5〜2.5倍に延長するように調節

一般名（商品名）	投与場面	投与方法
カルシウム製剤 （カルチコール）	高カリウム血症時の不整脈予防 ★予防効果は30分程度で、カリウム低下作用はない	●カルチコール 10mLを1～3分で投与 ●効果持続時間：30～60分
炭酸水素ナトリウム （メイロン） 7％と8.4％がある	代謝性アシドーシス	[必要量(mL)] ●7％：不足塩基量(Base Deficit mEq/L)×0.25×体重 ●8％：不足塩基量(Base Deficit mEq/L)×0.2×体重
ジアゼパム （ホリゾン、セルシン） 5mg/1mLと10mg/2mLがある	てんかん重積初期治療（痙攣持続5分以上、30分以内）	●初回1回5～10mgを静注または筋注（2分以上かけて）
ホスフェニトイン （ホストイン）	てんかん重積	●22.5mg/kgを点滴静注 ★急速静注禁止（心停止、血圧低下、徐脈のおそれ）。3mg/kg/分または150mg/分のいずれかの低いほうを超えないように
50％ブドウ糖	低血糖	●1A(20mL)を静注
生理食塩液	ルートキープや急速輸液に使用	
5％ブドウ糖	透析患者やうっ血性心不全時のルートキープに ★5％ブドウ糖は最も血管内の水分量を増やさないため	
乳酸リンゲル液 （ラクテック）	ルートキープや急速輸液に使用	
膠質輸液製剤 例）ヘスパンダーなど	循環血液量を増加させたい場合に使用	

＜気道確保物品＞

蘇生マスク	●バッグバルブマスクなどにつなげる
バッグバルブマスク	●自発呼吸がない、あるいは弱い場合に換気する
経口エアウェイ	●舌根沈下や舌根沈下予防に ●意識ない人は経口エアウェイ ●サイズは口角から下顎骨（耳の下の顎の付け根）までの長さ
経鼻エアウェイ	●舌根沈下や舌根沈下予防に ●意識がある人は経鼻エアウェイ ●サイズのめやす：男性7mm、女性6mm
輪状甲状間膜 穿刺・切開キット	●気道閉塞しているが挿管困難な場合に使用
吸引チューブ	□口腔・鼻腔・気管吸引に使用

＜気管挿管物品＞

気管チューブ	●男性8.0mm、女性7.0mmが基本
スタイレット	●気管チューブ内に挿入して形を安定させて、挿管しやすくする ●スタイレット付きの気管チューブもある
バイトブロック	●患者が気管チューブを噛んでチューブ閉塞させないようにする
喉頭鏡（ブレード）	●成人用には3号と4号があり、3号を使うのが一般的。大柄な人は4号
マギール鉗子	●経鼻挿管や異物除去で使用
開口器	●どうしても開口できない場合に使用
潤滑剤	●気管チューブにつけて滑りをよくして、挿管しやすくする
固定テープ	●挿管後の気管チューブの固定用
呼気ガスディテクタ 例）イージーキャップなど	●食道挿管していないかを調べるデバイス ●二酸化炭素を検知するとデバイスの紙の色が紫色から黄色に変わる ★PCO₂ 15〜38mmHgで紙の色が黄色に変わる。4mmHg未満では色の変化は起こらない（食道挿管の可能性あり）

その他

ペンライト	●瞳孔の確認に使用
聴診器	●挿管後の気管チューブの位置確認などに使用

48 採血スピッツの分注の順番

＜真空管採血＞

☐ 凝固しても影響の少ない生化学を最初に

1本目	生化学	●針を血管に入れてすぐ出てきた血液には、損傷した細胞から組織液が若干含まれ、凝固の原因になる ●1本目は凝固しても問題のない生化学（生化学のスピッツには凝固促進剤が入っている）
2本目	凝固系	●上記理由で1本目はダメ（1本目と2本目ではAPTT値に約20%の差が出る）
3本目	血算 （CBC）	●長時間駆血帯を締めていると、組織液の混入や細胞成分によっては血管に留まり、ヘモグロビン、白血球数などの測定値に影響を及ぼすため、駆血したら採血はすみやかに行う
4本目以降	その他の採血スピッツ	

＜シリンジ採血＞

☐ 凝固の影響が大きい検査項目、採取量を厳守しなければならないスピッツを優先

1本目	凝固系	●血液の凝固の影響が大きいものから順に採血する。採血してからスピッツに入れるまでに時間がかかった場合、血液の凝固反応や血小板の凝集が進み、正しい検査値が得られなくなる可能性がある
2本目以降		●凝固しては困るもの（抗凝固剤入りのスピッツ）から順番に分注 **【主な抗凝固剤入りスピッツ】** **血算（CBC）**＝EDTA **凝固系**＝クエン酸ナトリウム **血糖・HbA1c**＝EDTA **血液型・不規則抗体・クロスマッチ**＝EDTA **血沈**＝クエン酸ナトリウム **サイトメガロウィルス抗原**＝EDTA **β-Dグルカン**＝ヘパリンNa
最後		●凝固しても問題のない生化学は一番最後

採血で注意すべき穿刺部位

穿刺部位	生じうる合併症・不具合	穿刺の可否
肘窩の尺側領域	正中神経障害	○
肘窩遠位部(末梢側)の正中領域深部	橈骨神経障害	△
手首の橈側	腱・動脈の損傷	×
乳房切除後の腕	リンパ浮腫と感染	△
透析用シャントのある腕	シャント閉塞	×
重症アトピー性皮膚炎や火傷の部位	採血困難・消毒薬の刺激	△
感染のある部位	血流感染	×
麻痺のある部位	神経損傷、感染など	×
下肢の血管	血栓形成	△
輸液ルートの近位部(中枢側)の静脈	輸液の混入による測定値の異常	×

○：合併症に注意して穿刺　△：避けるべきだが、医師の許可があれば穿刺可能な場合あり　×：穿刺不可
日本臨床検査標準協議会：標準採血法ガイドライン（GP4-A3）. 日本臨床検査標準協議会，2019：
22. より一部改変して転載

採血による主な合併症

合併症	症状	対処方法	予防方法
神経損傷	神経支配領域の手や指の痛み、しびれ、運動麻痺	• 穿刺時に強い痛み、しびれを訴えたらすぐに抜針し、医師に報告する • 必要に応じ、神経内科医、整形外科医などに診察を依頼する	• なるべく太い、表面に浮き出た血管を選ぶ • 可能な限り浅い角度で穿刺する • 血液が引けないときにさらに深く穿刺しない • 肘正中皮静脈の尺側、手首の橈側の穿刺は避ける • 翼状針を使用する
血管迷走神経反応(VVR)	採血中・直後に起こる血圧低下、気分不良、冷汗、嘔吐、失神など。心停止の報告もある	• ただちに採血を中止し、ベッドに仰臥位で寝かせ、バイタルサイン測定、下肢挙上 • 通常は安静のみで数分で改善する	• VVRの既往ある患者は次回も起こしやすいため、採血前に問診で確認し、仰臥位で採血する
皮下血腫、止血困難		• 患側に負担をかけないように保存的に経過観察し、血腫が吸収されるのを待つ • 痛みが強い場合は冷湿布や鎮痛薬を使用する • 血腫が大きい場合は神経・血流が圧迫されコンパートメント症候群をきたすため、外科的に血腫を除去する	• 不十分な止血で起こりやすいため、3～5分間確実に圧迫し止血を確認する(抗凝栓薬内服中の場合は10分程度)

各病態で変動する

49 採血データ

<脱水>

項目	基準範囲	単位	留意点
ヘモグロビ(Hb)	男:13.7〜16.8 女:11.6〜14.8	g/dL	●脱水で上昇
ヘマトクリット (Ht)	男:40.7〜50.1 女:35.1〜44.4	%	●脱水で上昇
総タンパク(TP)	6.6〜8.1	g/dL	●脱水で上昇
アルブミン(ALB)	4.1〜5.1	g/dL	●脱水で上昇
血中尿素窒素 (BUN)	8〜20	mg/dL	●脱水で上昇
クレアチニン (Cre)	男:0.65〜1.07 女:0.46〜0.79	mg/dL	●脱水で腎機能が低下すると上昇
ナトリウム(Na)	138〜145	mmol/L	●高張性脱水(水分の喪失)→上昇 ●低張性脱水(電解質の喪失)→低下

<炎症>

項目	基準範囲	単位	留意点
白血球数(WBC)	3300〜8600	/μL	●炎症で上昇 ●CRPよりも早い
C反応性タンパク (CRP)	0.00〜0.14	mg/dL	●炎症で上昇 ●炎症が起こると6〜12時間後に上昇
赤血球沈降速度 (ESR)	男:3〜10 女:3〜15	mm/時	●炎症で早く沈降する(値が上昇)
プロカルシトニン (PCT)	0.05以下	ng/mL	●感染症で上昇(CRPより早期に上昇) ●敗血症を疑う患者のみ測定可能

<貧血>

項目	基準範囲	単位	留意点
ヘモグロビン(Hb)	男:13.7〜16.8 女:11.6〜14.8	g/dL	●貧血で低下
平均赤血球容積 (MCV)	83.6〜98.2	fL	●80未満=小球性貧血→フェリチン、TIBC、Feを確認 ●80〜100=正球性貧血→Retを確認 ●101以上=大球性貧血→ビタミンB$_{12}$、葉酸不足を確認

項目	基準範囲	単位	留意点
平均赤血球色素濃度(MCHC)	31.7～35.3	g/dL	●MCV低下、MCHC低下→小球性低色素性貧血 ●MCV上昇、MCHC正常→大球性貧血 ●MCV正常、MCHC正常→正球性正色素性貧血
フェリチン	男:10～250 女:5～80	ng/mL	●フェリチン低下、TIBC上昇、Fe低下→鉄欠乏性貧血
総鉄結合能(TIBC)	男:253～365 女:246～410	μg/dL	●フェリチン正常または上昇、TIBC正常または上昇、Fe低下→二次性貧血
血清鉄(Fe)	男:54～200 女:48～154	μg/dL	●フェリチン正常または上昇、TIBC正常、Fe正常または上昇→サラセミア ●フェリチン上昇、TIBC正常または低下、Fe上昇→鉄芽球性貧血
網赤血球数(Ret)	0.5～2.0	%	●Ret増加＋溶血所見あり→溶血性貧血 ●Ret増加＋溶血所見なし→出血性貧血
赤血球数(RBC)	男:435万～555万 女:386万～492万	/μL	●貧血で低下
ヘマトクリット(Ht)	男:40.7～50.1 女:35.1～44.4	%	●貧血で低下

<凝固系>

項目	基準範囲	単位	留意点
血小板数(PLT)	15.8万～34.8万	/μL	●低下→肝硬変、白血病、薬剤性、大量出血、DICなど ●増加→血液疾患の可能性
フィブリノゲン量(FIB)	200～400	mg/dL	●100以下で出血傾向(DIC、肝機能障害など) ●700以上で血栓傾向(炎症を伴う疾患など)
プロトロンビン時間(PT(秒))	10～12	秒	●延長(値が増加)→凝固因子の欠乏(ワーファリン内服、ビタミンK欠乏、肝機能障害など) ●短縮(値が低下)→採血手技の問題が多い
プロトロンビン活性表示(PT(%))	80～130	%	●活性(%)が低いほどPT時間(秒)が長くなり、凝固しにくい
プロトロンビン時間国際標準値(PT-INR)	0.9～1.1	—	●PT(秒)の測定方法によって生じる差を補正して標準化した値 ●ワーファリン使用時のモニタリングに使用(基本的には2.0を超えるようにコントロール)

項目	基準範囲	単位	留意点
活性化部分トロンボプラスチン（APTT）	30〜40	秒	● DIC、ワーファリン過量、ビタミンK欠乏、肝機能障害などでPTとともに延長 ● ヘパリン投与時のモニタリングに使用（基準値の1.5〜2.5倍程度でコントロール）
アンチトロンビンIII（ATIII）	活性80〜130	％	● DIC、肝機能障害、炎症反応上昇で低下
トロンビン-アンチトロンビンIII複合体（TAT）	3.2以下	μg/dL	● 凝固の活性化の程度の指標（TATが正常なら凝固系の活性化を否定） ● 上昇→DIC、DVT/PEなど
フィブリン・フィブリノゲン分解産物（FDP）	5.0未満	μg/dL	● DIC、血腫などで上昇
Dダイマー	0.5〜1.0未満	μg/dL	● 血栓の溶解を反映するため、血栓の存在を示す指標 ● 血栓塞栓症（DVT/PE）などで上昇
プラスミン-α₂プラスミンインヒビター複合体（PIC）	0.8未満	μg/dL	● DIC、DVT/PEなどで上昇

DIC：播種性血管内凝固症候群　DVT/PE：深部静脈血栓症/肺塞栓症

＜甲状腺機能＞

項目	基準範囲	単位	留意点
甲状腺刺激ホルモン（TSH）	0.50〜4.5	μIU/mL	● 低下→甲状腺機能亢進（バセドウ病は機能亢進） ● 増加→甲状腺機能低下
遊離トリヨードサイロニン（FT₃）	2.1〜4.3	ng/dL	● 増加→甲状腺機能亢進（T₄よりも著明に増加）
遊離サイロキシン（FT₄）	0.8〜1.9	ng/dL	● 増加→甲状腺機能亢進 ● 低下→甲状腺機能低下

＜肝機能＞

項目	基準範囲	単位	留意点
アスパラギン酸アミノトランスフェラーゼ（AST）	13〜30	U/L	● 肝障害で上昇 ● ASTは肝細胞、心筋、骨格筋に多く含まれる酵素
アラニンアミノトランスフェラーゼ（ALT）	男：10〜42 女：7〜23	U/L	● ALTは肝臓のみ含まれる酵素 ● AST＞ALT→肝臓に急激なダメージ（急性肝炎など） ● AST＜ALT→慢性的なダメージ（肝硬変、肝細胞癌など） ● ASTのみ高値→肝臓以外（心筋梗塞など）

項目	基準範囲	単位	留意点
アルカリフォスファターゼ(ALP)	106～322	U/L	●胆道系酵素。3つ一緒に上昇しやすい ●胆道閉塞(胆管炎など)で上昇
ロイシンアミノペプチダーゼ(LAP)	30～70	U/L	
γ-グルタミントランスフェラーゼ(γ GTP)	男:13～64 女:9～32	U/L	
総ビリルビン(T-Bil)	0.4～1.5	mg/dL	●胆道閉塞や肝障害で上昇 ●直接ビリルビン(D-Bil)増加→胆道閉塞、肝障害で上昇 ●間接ビリルビン(I-Bil)増加→赤血球の破壊亢進
プロトロンビン時間(PT(秒))	10～12	秒	●肝機能低下で延長 ●凝固因子の多くは肝臓でつくられるため、肝障害で延長。半減期が5時間と短く、急性期の肝障害の指標
プロトロンビン活性(PT(%))	80～130	%	●肝機能低下で低下
コリンエステラーゼ(ChE)	男:240～486 女:201～421	U/L	●肝機能低下で低下 ●半減期が10日間と長く、慢性肝障害の指標
総タンパク(TP)	6.6～8.1	g/dL	●肝機能低下で低下 ●タンパク質の50%が肝臓でつくられる
アルブミン(ALB)	4.1～5.1	g/dL	●肝機能低下で低下 ●半減期が14～21日と長く、慢性肝障害の指標

<腎機能>

項目	基準範囲	単位	留意点
血中尿素窒素(BUN)	8～20	mg/dL	●腎機能低下で上昇
クレアチニン(Cre)	男:0.65～1.07 女:0.46～0.79	mg/dL	●腎機能低下で上昇
糸球体濾過量(eGFR)	90以上:正常 60～89:正常～軽度低下 45～59:軽度～中等度低下 30～44:中等度～高度低下 15～29:高度低下 14以下:末期腎不全		
カリウム(K)	3.6～4.8	mmol/L	●腎機能低下で上昇 ●利尿薬内服、下痢・嘔吐時は低下

＜膵臓＞

項目	基準範囲	単位	留意点
アミラーゼ（AMY）	44〜132	U/L	●膵炎で上昇
リパーゼ（LIP）	8〜25	U/L	●膵炎で上昇

＜副腎＞

項目	基準範囲	単位	留意点
副腎皮質刺激ホルモン（ACTH）	7.2〜63.3	pg/mL	●ACTH正常〜高値、CORT高値→クッシング病（ACTH産生下垂体腺腫）など
コルチゾール（CORT）	5〜20	mg/dL	●ACTH正常〜高値、CORT低値→原発性副腎不全（アジソン病） ●ACTH低値、CORT高値→クッシング症候群（副腎腫瘍）など ●ACTH低値、CORT低値→下垂体機能低下症など

＜栄養状態＞

項目	基準範囲	単位	留意点
アルブミン（ALB）	4.1〜5.1	g/dL	●低栄養で低下。ただし肝機能低下や炎症、脱水の影響を受ける ●半減期が約21日と長いため短期の栄養評価には向かない
総リンパ球数（TLC）	1000〜4000	/μL	●免疫の指標。低栄養で低下
総コレステロール（T-cho）	142〜248	mg/dL	●低栄養や肝障害で低下
トランスサイレチン（TTR）	22〜40	mg/dL	●3つ合わせてRTP（ラピッド・ターンオーバー・プロテイン）といい、半減期が短いタンパク質で、短期の栄養評価に向いている
トランスフェリン（Tf）	200〜400	mg/dL	
レチノール結合タンパク（RBP）	2.7〜7.5	mg/dL	●肝機能低下や炎症の影響を受けるのはアルブミンと同じ

p.116 〜 120 の表は、德野実和：血液検査データの見方，久保健太郎，濱中秀人，德野実和，倉岡賢治編，先輩ナースが書いた 看護のトリセツ，照林社，東京，2019：80-84. より一部改変して転載

50 尿検査

＜尿定性＞

☐ 入院時のスクリーニング検査として行われることが多い
☐ 試験紙を尿に浸して検査する

検体採取の注意点

☐ 早朝第一尿が望ましい
　★弱酸性で濃縮され、成分が安定し、尿定性・尿沈渣検査に適している
☐ 中間尿が基本
　★初尿は外陰部の混入物の影響を受けるため、特に尿沈渣検査では不適
☐ 採取後すみやかに検査する
　★保存が必要な場合は、冷蔵庫で1～2時間まで（室温保存では尿定性ではブドウ糖に
　　影響を及ぼし、尿沈渣では赤血球・白血球の破壊や消失、他の細胞・円柱の有無や鑑
　　別が困難となる）

尿定性

項目	正常値	異常なときは何を考える？	異常になるメカニズム
タンパク	陰性（−）	腎障害	健常だとタンパクは尿に混ざらない。腎機能低下で混ざる
ブドウ糖	陰性（−）	高血糖	血糖が高いと尿にも糖が混ざる
潜血	陰性（−）	腎臓・尿管・膀胱の疾患	尿に血が混ざる（目には見えない程度）と陽性になる
pH	pH6前後	アシドーシス・アルカローシス、尿路感染（アルカリ化）	健常では弱酸性。血液中のpHに合わせて尿pHも変動する
ビリルビン	陰性（−）	肝障害、閉塞性黄疸	ビリルビンが血液中で増加すると尿に出現
ウロビリノーゲン	（±） ★（−）は異常、胆道閉塞（腸管内に胆汁が流れない）	肝障害	ウロビリノーゲン（ビリルビンが腸内細菌で分解されてできる物質）が血液中で増加すると尿に出現

項目	正常値	異常なときは何を考える？	異常になるメカニズム
ケトン体	陰性（−）	糖尿病性ケトアシドーシス、飢餓（高度栄養障害） ★どちらも脂肪が分解されてケトン体ができる	ケトン体（脂肪が分解してできる）が血液中で増加すると尿に出現する
白血球	陰性（−）	尿路感染	尿路感染で陽性になる
亜硝酸塩	陰性（−）	尿路感染 ★尿を数時間放置していると細菌増殖で偽陽性になる	尿路感染で陽性になる

- -

＜尿沈渣＞

□ 尿定性で陽性と出た場合に行う
□ 尿を遠心分離機にかけて、沈殿した成分を顕微鏡で見る

検体採取の注意点

□ 尿定性と同じ

尿沈渣

項目	検査目的	代表的な疾患
赤血球	血尿の鑑別（糸球体性か非糸球体性か）	●糸球体腎炎→非変形性赤血球 ●尿路感染、結石、腫瘍など→非変形性赤血球
白血球	尿路感染症の診断	膀胱炎、腎盂腎炎、尿道炎など、それぞれで存在する細胞などが異なる
円柱	腎実質性の障害があるかどうか	円柱の種類によって、 ●腎実質に障害がある（糸球体腎炎、腎不全、尿細管壊死など） ●腎実質から出血（糸球体腎炎など） ●腎実質の炎症（腎盂腎炎など） ●ネフローゼ症候群 などがわかる
上皮細胞	★臨床ではあまり重要視されない	
結晶		

＜ 24 時間蓄尿検査＞

- ☐ 腎機能を詳細に調べる（24時間Ccrなど）
- ☐ 内分泌・代謝疾患を調べる

蓄尿・検体採取の注意点

- ☐ 清潔な蓄尿容器を用いる（滅菌である必要はない）
- ☐ 24時間の尿をすべてためる
  - ★排便時が忘れやすいため、強調して説明しておく
- ☐ 開始時間に完全に排尿させる（その尿はためずに次回の尿からためる）
- ☐ 終了時間は尿意がなくても排尿させる（その尿をためて終了）
- ☐ 蓄尿した尿量を正確に測定する（10mL単位で）
- ☐ 検体採取時はよくかき混ぜて（尿中成分濃度が均一になるように）、５mL程度採取する
- ☐ 検査によってはあらかじめ保存剤や安定化剤（酸性ユリメジャータブレットなど）を入れることがある

51 動脈血液ガス

動脈血液ガス分析（ABG：arterial blood gas）
検査目的は呼吸状態と酸塩基平衡の評価、全身状態の評価
一般病棟では患者の呼吸状態悪化時やショックの際に行うことが多い

＜呼吸状態悪化時＞

見るポイント　PaO_2　$PaCO_2$　pH

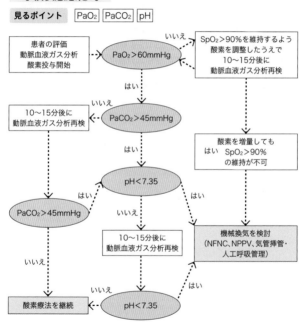

水堂祐広：急性心不全．日本内科学会認定医制度審議会救急委員会編，内科救急診療指針 2016，日本内科学会，東京，2016：130．より一部改変して転載

<ショック時>

見るポイント　酸塩基平衡｜呼吸状態（PaO₂・PaCO₂）｜乳酸値

酸塩基平衡	pH	正常値（7.35〜7.45）より低値はアシドーシス、高値はアルカローシス
	HCO₃⁻	正常値（21〜25mmol/L）より低値は代謝性アシドーシス、高値は代謝性アルカローシス
	BE	0を中心としてマイナス側は代謝性アシドーシス、プラス側は代謝性アルカローシス
呼吸状態	PaO₂	60mmHg以下は呼吸不全（低酸素血症）
	PaCO₂	45mmHg以上は呼吸不全 正常値（35〜45mmHg）より高値は呼吸性アシドーシス、低値は呼吸性アルカローシス（代償されていないときはpHの値による）
乳酸値	Lac	ショックで増加（2mmol/L以上）

★ ショックで血流低下→組織に酸素が運べなくなる→酸素を使ってエネルギーを産生できなくなると、酸素を使わないエネルギー産生となり（嫌気性代謝）、最終的に乳酸が生み出される

★ 乳酸値換算式：1mmol/L＝9mg/dL

<静脈血液ガス>

☐ 動脈血採血は侵襲が大きいため、動脈血液ガスの代用や補助として用いる

☐ 静脈血液ガスの結果から補正して動脈血液ガスの値を推定する

	動脈血液ガスと静脈血液ガスの差	動脈血液ガスの推定値
pH	ほとんど差がない	そのまま代用
PaCO₂	静脈血液ガスで高値	静脈血液ガスから−6.0mmHg
HCO₃⁻	静脈血液ガスで高値	静脈血液ガスから−1.5mmol/L
PaO₂	SpO₂値で推定	下記換算表を用いる

SpO₂ − PaO₂ 換算表

SpO₂(%)	75	85	88	90	93	95	98
PaO₂(mmHg)	40	50	55	60	70	80	104

52 動脈血採血（血液ガスなど）

<必要物品>

- □ （血液ガスの場合）動脈血液ガスキット
- □ （他にも採血があれば）採血量に見合ったシリンジ、
  血液分注ホルダー、採血スピッツ、三方活栓
- □ 圧迫止血用の絆創膏（ステプティPなど）
- □ アルコール綿　　□ ディスポーザブルシーツ
- □ 針捨て容器　　　□ 使い捨て手袋

- -

<手順>

❶ 採血部位の下にディスポーザブルシーツを敷く
 ★採血部位は医師に確認。橈骨動脈(手首)、上腕動脈(肘)、大腿動脈(鼠径)など

❷ 医師：穿刺部をアルコール綿で消毒し、穿刺、必要量の血液を採取する
 ★動脈血は、シリンジを吸引しなくても動脈圧でシリンジ内に流入する

❸ 医師：アルコール綿を当てて抜針し、血液ガスキットを看護師に渡し、5〜15分間用手圧迫する
 ★しっかりと圧迫しないと出血、血腫になる。特に凝固異常がある患者は注意

 看護師：針をシリンジから外す。シリンジの内筒をゆっくり押しながらシリンジ内の空気を抜く（大事）
 血液ガスキットにはヘパリンが入っており、血液が凝固しないようによく混和する
 ★空気を抜かないと検査結果（PaO2）に影響を及ぼす

❺ 血液ガスキットはすみやかに提出する
 （検体採取後10分以内に測定する必要がある）
 ★時間がかかるとpH、PaO2は低下し、PaCO2は上昇するなど、検査結果に影響を及ぼす

❻ 穿刺部は圧迫止血用の絆創膏（ステプティPなど）を貼付
 ★皮膚障害防止のため貼付時間は2時間以内で
 ★ステプティには静脈用のもの「ステプティ」と動脈用の「ステプティP」の2種類がある

❼ 穿刺部の痛み・腫脹、しびれ、皮下出血、末梢冷感、穿刺部より末梢の動脈の触知などがないかを観察

＜合併症＞

合併症	特徴・対処方法など
血腫、出血	• 圧迫止血が不十分な場合に起こりやすいため、5〜15分間用手圧迫し、圧迫止血用の絆創膏を貼付する • 特に凝固異常や抗凝固薬内服中は要注意
神経損傷	• 上腕動脈は正中神経に近いため特に神経損傷を起こしやすい
末梢部の虚血	• 動脈損傷時に血栓を生じ、末梢部の虚血を起こすことがある

他の採血と同時に血液ガスを採取する方法

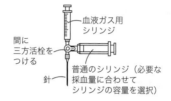

間に三方活栓をつける

血液ガス用シリンジ

針

普通のシリンジ（必要な採血量に合わせてシリンジの容量を選択）

❶ 血液ガスキット、シリンジ、三方活栓、針をイラストのようにセッティング

❷ 血液ガス用シリンジの採血を行う。普通のシリンジ側はロックする（三方活栓のOFFの向きを普通のシリンジ側に向ける）

❸ 血液ガス用シリンジ側をロック（三方活栓のOFFの向きを血液ガス用シリンジ側に向ける）して、普通のシリンジ側を採血する
　★ 血液ガスキットのように自然に血液が上がってはこないので自分で引く

❹ 抜針する

❺ 血液ガスキットは空気を抜いて、よく混和させ、すみやかに提出する

❻ シリンジから採血スピッツへの分注は血液分注ホルダーを使用して行う

53 血液培養

<必要物品>

☐ 血液培養ボトル(好気ボトル2本、嫌気ボトル2本)
- ★血液培養は2セットが基本。1セットだけではたとえ菌が検出されたとしても、それがコンタミネーション(p.129)かどうかがわからないこと、また複数セットとるほうが検出率が上がるため

☐ アルコール綿
  ポビドンヨード(イソジン)付き綿棒

☐ 採血針付き真空管採血ホルダーあるいは20mLシリンジと注射針

☐ 駆血帯

☐ 滅菌手袋か使い捨て手袋

☐ 針捨て容器

☐ 絆創膏

☐ ディスポーザブルシーツ

好気ボトルと嫌気ボトルの見分け方

- ✔ 一般的に青色が好気ボトル、オレンジ色が嫌気ボトル、ピンク色は小児用好気ボトルだが、メーカーによって好気ボトルが緑色のこともある
- ✔ 好気ボトルには「Aerobic」(好気性という意味)、嫌気ボトルには「Anaerobic」(嫌気性という意味)と書かれている

- -

<手順> ★清潔に行うために基本2人で行う

準備

1 手指消毒して、使い捨て手袋装着

2 血培ボトルのキャップを外して、ゴム栓表面をアルコール綿で消毒

3 採血部位の下にディスポーザブルシーツを敷いて、駆血帯をしばり、採血部を決めたら駆血帯を外す
- ★採血部位は基本的に左右の正中皮静脈(点滴側は点滴挿入部より末梢あるいは手背などで点滴している場合は、一時的に点滴を止めて正中皮静脈で)

消毒

❹ 採血部位をアルコール綿で消毒

❺ ポビドンヨード(イソジン)付き綿棒で消毒して2分以上待つ

採血

❻ 使い捨て手袋を外し、手指消毒し、滅菌手袋装着
★清潔に穿刺できれば滅菌手袋は必要ないという意見もある

❼ 介助者は駆血帯をしばり、採血針付き真空管採血ホルダーを清潔操作で受け取り、採血する
★必要な血液量は好気ボトル、嫌気ボトルに各10mLの合計20mL

血液培養ボトルへの分注の順番

✔ 真空管採血の場合は、好気ボトルから先に採取する(針先からホルダーの中の空気が最初に入れるボトルに入るため)
✔ 注射器で採血した場合は、嫌気ボトルに空気が入らないように注意すれば、どちらが先でもいい

❽ ボトルの中身を静かに混和して、すみやかに検査室に提出
★病棟保管の場合は室温で!(冷蔵保管は菌が死滅する可能性がある)

- -

<注意点>

□ コンタミネーション:採血手技の問題で皮膚常在菌などが混入し、血液培養が偽陽性になってしまうこと

医師からのアドバンスメモ　**コンタミネーションの判断**

✔ 血液培養陽性が48時間以降にみられたとき
✔ 同じ患者から採取した血液培養ボトルの2本のボトルのうち1本しか陽性とならなかったとき
✔ 検出された菌がCNS(コアグラーゼ陰性ブドウ球菌:皮膚の常在菌)などのとき

↓

コンタミネーションの疑いあり

※ GNR (グラム陰性桿菌:腸管や尿路の菌)が検出
　されたときはコンタミネーションの可能性は低い

↓

血液培養の再検

54 培養検査

<喀痰培養>

☐ 水で歯みがきとうがいをする
- ★口腔内常在菌を減らす
- ★歯みがき粉やうがい薬は使用しない

☐ 義歯がある場合は外す

☐ 大きく深呼吸をした後に、強く咳をして容器に痰を出す
- ★痰が出ないときは3％食塩液(生食10mLと10％NaCl液3mLを混ぜる)をネブライザー吸入する
- ★唾液のような痰では検査できない

ミラージョーンズ分類（喀痰の肉眼的品質評価）

M1	唾液、完全な粘性痰	★M1〜M2は
M2	粘性痰の中に膿性痰が少量含まれる	検査材料としてはNG
P1	膿性痰で膿性部分が1/3以下	
P2	膿性痰で膿性部分が1/3〜2/3	
P3	膿性痰で膿性部分が2/3以上	

気管吸引キットを使った痰の採り方

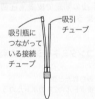

①吸引器と吸引チューブを接続する

吸引瓶につながっている接続チューブ

吸引チューブ

②吸引すると痰が回収ボトルに吸い込まれる
- ★痰が吸引瓶に吸い込まれないようにスピッツは垂直に保つ

③採取後はスピッツの蓋を付属のキャップに付け替える

- -

<尿培養>

☐ 自分で排尿できる患者→中間尿
- ★採尿するときは、手洗い→外尿道口を清拭してから採尿する→滅菌蓋つきカップに入れる

☐ 膀胱留置カテーテル挿入中→採尿ポートをアルコール綿で消毒後に、シリンジで無菌的に5〜10mL採取し、滅菌スピッツに入れる

- 尿一般検査→尿白血球陽性、尿亜硝酸陽性(大腸菌など。腸球菌や緑膿菌は亜硝酸を還元できないので尿亜硝酸陽性とならない)、亜硝酸陽性＋尿白血球陽性＋尿が汚い→大腸菌(urosepsis)の可能性が高い
- 尿亜硝酸陽性であれば菌が既に増えていて、感染の機運が高まっていると判断できる。高熱時には急変の可能性があるため、これまでの培養結果確認、ESBLの可能性について考えておく必要がある

- -

＜便培養＞

★入院中は食事から便培養で見つけないといけない細菌が入る可能性が低いため、入院後3日以上経過した患者には行う必要がない。CDI(クロストリディオイデス・ディフィシル感染症)の検査だけでよい(詳しくは「下痢」p.33参照)

☐ 採便容器、または清潔に洗って乾燥させたポータブル便器に直接排便してもらう

☐ 水洗トイレやおむつ、綿棒による直腸からの採取は避ける
　★水洗トイレは水道水が混じると塩素によって菌が死滅する可能性がある(水面に浮かぶ専用シートあり)

☐ できるだけ多量に採取し、乾燥を避ける

☐ 水様便はシリンジなどで採取する

＜創部の培養 (表層の場合) ＞

☐ 医師：感染徴候(発赤・腫脹・熱感など)がある創部をモスキートなどで切開する

☐ 出てきた膿を可能であれば、シリンジで直接吸引して採取する
　★スワブでもいいが、表面の付着菌のみが培養されたり、検出の感度が低い

- -

＜ドレーン排液培養＞

☐ できるだけ体に近い場所から無菌的に採取する

☐ ドレーンバッグをクランプする
　★直接鉗子でクランプするとチューブが破損する恐れがあるため、ガーゼなどを挟む

☐ ドレーンバッグの接続部を外し、チューブ内の排液をカテーテルチップシリンジなどで採取する

- -

検体の保存

✔ 採取後はすみやかに検査室へ提出する
✔ 室温で放置すると、常在菌や汚染菌が増殖して真の起因菌がわからなくなる
✔ やむをえず保存する場合は冷蔵(4℃)で保存(24時間以内)

55 内視鏡検査・気管支鏡検査

<各検査の概要>

検査	目的	検査・治療
上部消化管内視鏡 (EGD)	食道・胃・十二指腸を見る	●ポリペクトミー：ポリープ切除 ●EMR：粘膜切除術 ●ESD：粘膜下層剥離術 ●PEG：胃瘻造設術 ●EVL：食道胃静脈瘤の結紮術 ●EIS：食道胃静脈瘤の硬化療法 ●EUS：超音波内視鏡 ●EUS-FNA：穿刺吸引細胞診
下部消化管内視鏡 (CS)	大腸を見る	●ポリペクトミー ●EMR ●ESD
小腸内視鏡	小腸を見る	●カプセル内視鏡 ●DBE：バルーン内視鏡
ERCP (内視鏡的逆行性胆管膵管造影)	胆管と膵管を造影する	●EST：乳頭括約筋切開術 ●EPBD：乳頭バルーン拡張術 ●E(R)BD：胆管ステント留置 ●ENBD：経鼻胆管ドレナージ術
気管支鏡 (ブロンコ)	気管と気管支を見る	●TBB：経気管支生検 ●TBLB：経気管支肺生検 ●EBUS：超音波気管支鏡 ●TBNA：針生検 ●BAL：気管支肺胞洗浄

＜上部・下部消化管内視鏡検査の流れ＞

	検査前
絶飲食	・検査前日21時以降は絶食 ・飲水は治療直前まで可(固形物を含む飲料、ジュース、牛乳は避ける)
内服薬	・検査当日の内服薬を医師に確認 ・検査当日朝は絶食のため血糖降下薬は中止 ・出血の危険性が高い検査や治療の可能性があれば抗血栓薬は中止するため、事前に決められた日から中止できているかを確認
腸管処置 (下部のみ)	・検査前日眠前に下剤のセンノシド(プルゼニド)やピコスルファート(ラキソベロン)を内服 ・検査当日午前中に腸管洗浄液(ニフレックなど)を内服 ★2時間かけて2L飲む ・消泡液(ガスコン)をニフレック内服前に内服 ★ニフレック内服中やニフレックに溶解して飲むなど施設によってさまざま
その他	・出棟時には検査着に着替えて、入れ歯や眼鏡、アクセサリー類などは外す

	内視鏡室
上部	①胃内を観察しやすくするために消泡液(ガスコン)、粘液除去剤(プロナーゼ)を内服 ②咽頭麻酔(キシロカインビスカスなど) ★ゼリー状で、のどに3〜5分間含んだ後に飲み込む or 吐き出す ③末梢ルート確保 ④消化管の蠕動を抑制する鎮痙薬(ブスコパン)投与 ★食道や胃の蠕動運動が観察の妨げになるため ★ブスコパンは緑内障(眼圧上昇)、前立腺肥大症(尿閉)、心不全・不整脈(心拍数増加・心不全悪化)では禁忌 ★ブスコパン禁忌の場合→グルカゴン(褐色細胞腫(血圧上昇)は禁忌) ★グルカゴンも禁忌の場合→ミンクリア(胃に直接投与する鎮痙薬) ⑤鎮静薬を使用することもある:ミダゾラム(ドルミカム)、ジアゼパム(セルシン)、フルニトラゼパム(サイレース)など ★呼吸抑制、血圧低下などを起こす恐れあり
下部	①末梢ルート確保 ②鎮痙薬投与:ブスコパン、グルカゴン(ミンクリアは下部は適用なし) ③鎮静薬・鎮痛薬投与 ★CSは痛みを伴うことが多く、鎮痛薬:ペチジン(オピスタン)やペンタゾシン(ソセゴン)を併用することが多い

	検査後
上部	•咽頭麻酔しているため1時間絶飲食 ★初回は水を少量飲んで、むせないことを確認 •鎮痙薬の副作用(目の症状、尿閉、動悸)がないかを観察 •鎮静薬を使用した場合は、覚醒状態、呼吸状態、血圧、SpO₂など に注意し、必要に応じて心電図・SpO₂をモニタリングする。30 分〜1時間は安静にし、初回歩行時は転倒に注意 【主な偶発症】 •出血、裂創、穿孔など→下血、吐血、腹痛の有無を観察
下部	•鎮痙薬、鎮静薬使用時の注意点は上部と同じ 【主な偶発症】 •穿孔、出血→腹痛、下血の有無を観察 ★前処置で脱水になって心筋梗塞、脳梗塞になることも!

＜小腸内視鏡検査の流れ＞

	カプセル内視鏡
	カプセル型の小さな内視鏡に内蔵されたカメラで消化管内を撮影し、画像データをレコーダーに送信する
検査前	•絶飲食は上部と同じ •腹部にセンサーとレコーダーを装着 •カプセルを水とともに服用し検査開始
検査中	•検査開始2時間後より飲水開始、4時間後から軽い食事は可 •強い磁気にさらされたり、激しい運動をしなければ、行動は自由 ★通常朝の9時に始めて、(8時間後の)17時に装置を外す
検査後	•カプセルが便とともに排泄されることを観察する 【主な偶発症】 •停滞(消化管の狭いところを通過できない) ★停滞リスクがある人は事前にパテンシーカプセル(大きさがカプセル内視鏡と同じで時間が経つと溶けてなくなる)を試すことがある

	バルーン内視鏡
	2つのバルーンを交互に膨らませたり萎ませたりして小腸を進んでいく。経口と経肛門の両方から行うことで全小腸が観察できる
検査前〜 検査中	•経口の場合は上部、経肛門の場合は下部と同じ
検査後	【主な偶発症】 •経口の場合は膵炎、経肛門の場合は穿孔の頻度が高く、検査後は腹部症状を観察する

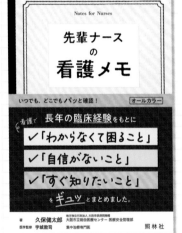

この本は、看護師18
新人のころから書き
"看護のメモ帳"で

困ったとき、わからないとき、
知りたいことがすぐ探せる本がほしくて、
私自身の経験をもとにまとめました。

みなさんのメモを書き足して、
自分だけのメモ帳として活用してください！

✔ こだわりポイント *1*

看護技術や処置は、
私自身、自信がないものを
中心に細かい手順を書いています

✔ こだわりポイント *3*

困ったとき、わからないとき、
「何をどうすればいいのか」
できるだけ具体的に書いています

★ どの病棟でも大事な *13* テーマ

その1 ▶ 入院中の症状	その6 ▶ 検査
その2 ▶ 処置	その7 ▶ 薬剤
その3 ▶ 心電図・心臓ペースメーカー	その8 ▶ 輸血
その4 ▶ 酸素療法・人工呼吸器	その9 ▶ ドレーン管理
その5 ▶ 急変対応	その10 ▶ 透析

< ERCP の流れ >

検査前～ 検査中	●上部と同じ ●ESTを行う場合は抗血栓薬を中止。中止できない場合は EPBD ●必ず鎮静薬を使用するためルート確保
検査後	【主な偶発症】 ●急性膵炎が最も多く、重症化することもある ●検査後2～6時間後には必ず採血する ★血中アミラーゼ（またはリパーゼ）が正常上限2～3倍であれば ERCP後膵炎と診断 ●強い腹痛も急性膵炎の可能性が高い ●他には出血、穿孔、急性胆道炎

<気管支鏡検査の流れ>

気管支鏡	
検査前	●検査前4時間は絶食（咽頭麻酔時、気管支鏡検査時の反射性嘔吐を避けるため） ●行われる検査の出血リスクに応じて抗血栓薬を中止する（ヘパリン置換を行う場合もある） ★処置の6時間前にヘパリンは中止 ●末梢ルート確保
検査中	①キシロカインスプレーやキシロカインのネブライザー吸入などで咽頭麻酔 ②抗コリン薬（咳、気道分泌物、迷走神経反射、気管支攣縮を減らす）、鎮静薬、鎮痛薬を投与することがある ③気管支鏡を挿入し、主気管支→右気管支→左気管支へと進め検査部位を同定し、検体を採取する ④止血を確認し、気管支鏡を抜去して終了
検査後	●検査後1時間はベッド上安静 ●検査後2時間は絶飲食。2時間後に飲水テストを行い、異常がなければ解除 【主な偶発症】 ●出血、気胸→喀血、胸痛、呼吸状態を観察

56 血管造影検査（アンギオグラフィー）

□ 造影剤を注入しながらX線透視することで、血管の形状や走行などを
検査する

＜検査前の看護＞

確認事項	理由
内服薬の確認	●抗凝固薬は大量出血、穿刺部出血・血腫などのリスクがある ●ビグアナイド系糖尿病薬は休薬が必要な場合がある ★ヨード系造影剤で腎機能低下を起こした場合に、ビグアナイド系糖尿病薬の腎排泄が減少し、乳酸の血中濃度が上昇し、乳酸アシドーシスになる
造影剤・薬剤アレルギー・腎機能の確認	●造影剤アレルギー、造影剤による腎機能障害を起こすリスクがあるため
除毛	●大腿動脈アプローチの場合、清潔野を保つために両鼠径部を除毛する
絶食確認	●造影剤の副作用で嘔吐した場合の誤嚥予防のため
義歯・補聴器・眼鏡・コンタクトレンズ・指輪などの除去	●紛失トラブルを防止する。義歯は挿管時の誤嚥、コンタクトレンズは角膜損傷の危険性もある
動脈触知の確認とマーキング	●上肢穿刺の場合→橈骨動脈や上腕動脈 ●大腿動脈穿刺の場合→足背動脈または後脛骨動脈
膀胱留置カテーテル	●大腿動脈アプローチの場合、検査中に排尿の介助ができないため挿入する（特に女性）
輸液ルートの延長	●検査台が移動するため、輸液ルートを延長しておく

＜検査後の看護＞

穿刺部圧迫時間	およそ4～6時間 ★6時間以上の圧迫は避けたほうがいい（長時間の圧迫は、圧迫部に静脈内血栓を生じ、圧迫解除後に肺塞栓の原因になる） ★肝硬変など出血傾向のある患者では十分に圧迫する
安静時間	●鼠径穿刺の場合：数時間～翌朝まで ●上肢穿刺の場合：3時間 ★安静中は肺塞栓予防で足首、足趾の運動、弾性ストッキングなどで深部静脈血栓症予防に努める ★圧迫解除後に肺塞栓発生が多い
輸液・水分摂取	造影剤の排泄を促す ★小児や高齢者では特に注意
観察	帰室後、1時間後、2時間後、3時間後、その後の4時間ごとに3回（帰室後7時間後、11時間後、15時間後）、以下の項目を観察する **【観察項目】** **穿刺部** ・穿刺部の出血、皮下出血 ・穿刺部末梢の血行：動脈触知（足背動脈、後脛骨動脈など）、皮膚冷感・色調、疼痛など **全身** ・バイタルサイン ・悪心・嘔吐 ・排尿の有無 **神経学的異常（脳血管造影後）** ・意識 ・四肢麻痺 ・眼症状（視力、眼球運動）
合併症	●穿刺部出血・血腫：穿刺部のガーゼ汚染、血圧低下、局所の膨隆 ●虚血：穿刺部の圧迫で起こる ●ヨード造影剤アレルギー（悪心・嘔吐、蕁麻疹、咽頭違和感、血圧低下、呼吸状態悪化、意識レベル低下など）：検査中や検査直後に発生することが多いが24時間後まで発生する場合がある ●血栓・塞栓：下肢・上肢動脈塞栓、脳梗塞、脾梗塞、小腸梗塞、副腎梗塞などが起こりえる

齋藤博哉：血管造影の基本理論 合併症と術後管理．2006 日本 IVR 学会総会「技術教育セミナー」を参考に作成 https://www.jsir.or.jp/docs/member/hinto/s22_3/22_3_3.pdf（2023.4.1 アクセス）

57 検査前の絶食と前処置有無一覧

＜X線検査＞

検査	絶食	前処置	注意点など
X線検査 （単純）	－	－	●検査画像に影響があるため、金属類・ボタンは外しておく（X線室で）
X線透視検査 （食道）	－	－	●バリウムが長時間排泄されないと腸閉塞をきたす。検査後は水分摂取の励行と下剤を内服しバリウムを排泄させる。検査後はバリウム便（白い便）が排泄されたかどうかを確認する
X線透視検査 （胃・十二指腸）	前日21時以降	●検査時に鎮痙薬筋注→発泡剤と造影剤（バリウム）を内服	
X線透視検査 （注腸）	前日21時以降	●検査前日は消化のよい食事を摂取し、下剤を内服 ●検査時に鎮痙薬筋注→直腸から造影剤（バリウム）を注入	

＜超音波検査＞

検査	絶食	前処置	注意点など
超音波検査 （上腹部） 肝臓・胆嚢・膵臓・脾臓	前日21時以降 ★食事摂取後は消化管内ガスや食物残渣、胆嚢の収縮など、検査に悪影響を及ぼす可能性があるため絶食とする	－	－
超音波検査 （下腹部） 膀胱・前立腺・子宮・卵巣	－	2～3時間前から水分摂取し、排尿せずに膀胱に尿がたまった状態で検査する ★超音波は気体を伝わりにくい。膀胱に尿がたまっていると腸管ガスが少なくなり、膀胱の病変を見つけやすく、前立腺・子宮・卵巣も見やすい	

< CT >

検査	絶食	前処置	注意点など
単純CT（腹部以外）	—		
単純CT（腹部）	4時間前 ★食事摂取後は消化管内ガスや食物残渣、胆嚢の収縮など、検査に悪影響を及ぼす可能性があるため絶食とする	—	●金属類は除去しておく（アーチファクトが出て撮影の妨げになる）
造影CT	3〜4時間前 ★造影剤には悪心・嘔吐の副作用があり、胃内の食物残渣を嘔吐し、誤嚥するのを予防するため	●検査時にヨード系造影剤を静脈注射	●ヨード系造影剤によるアレルギーや腎機能障害を起こす可能性がある ●ヨードアレルギー患者は禁忌 ●ビグアナイド系糖尿病薬は乳酸アシドーシスを起こす可能性があるため検査後48時間は休薬する（検査前は施設基準に準じる） ●もともと腎機能障害がある場合は、事前に輸液を投与することがある
DIC-CT（点滴静注胆嚢胆管造影法CT検査）	4時間前	●検査前に造影剤（ビリスコピン）の点滴を30分〜1時間かけて投与する ●点滴終了30分後にCT撮影行う ★造影剤は血中アルブミンと結合して肝臓へ運ばれて代謝されるため、30分以上時間をかけてアルブミンの結合を促す。その後、造影剤が胆管に存在する間にCT撮影する	●ヨード系造影剤によるアレルギーや腎機能障害を起こす可能性がある ●ヨードアレルギーの患者には禁忌 ●ビグアナイド系糖尿病薬は乳酸アシドーシスを起こす可能性があるため検査後48時間は休薬する（検査前は施設基準に準じる）

< MRI >

検査	絶食	前処置	注意点など
MRI（上下腹部・骨盤）	4時間前 ★腹部の検査では食事摂取により胆汁が分泌され、画像が不明瞭になるため絶食する	—	●金属・磁気製品はあらかじめ外しておく（MRI装置への吸着や熱傷の予防）：酸素ボンベ、MRI非対応の医療機器、ライター、鍵、ヘアピン、アクセサリー、磁気カード、補聴器、義歯、カイロ、湿布、貼付剤、カラーコンタクトレンズ、ヒートテックなど ●禁忌：MRI非対応の心臓ペースメーカー・埋め込み型除細動・人工関節・人工内耳・1964年以前の金属人工弁、（相対的禁忌）刺青、妊娠初期、閉所恐怖症
造影MRI	4時間前	検査時にガドリニウム造影剤を静脈注射	●金属の除去はMRI同様 ●造影CT（ヨード系造影剤）ほどアレルギーは起こらない
MRCP（磁気共鳴胆道膵管造影） ★ERCPでは描出できない、閉塞部より上流の胆管や膵管を描出できるメリットがある	4時間前	検査直前に経口造影剤（ボースデル）を内服	●金属の除去はMRI同様 ●造影剤の影響で下痢になりやすい

郵便はがき

112-8790
065

（受取人）

東京都文京区

小石川二丁目三-二三

照林社　書籍編集部行

|||.||.|.||.||"||||.||.||.|.|.|.|.|.|.|.|.|.|.||.|.||.|.|||

☐☐☐-☐☐☐☐　TEL　－　－

都道　　　　市区
府県　　　　郡

（フリガナ）　　　　　　　　　　　　　　　　　　　　　　　年齢

お名前　　　　　　　　　　　　　　　　　　　　　　　　　　歳

あなたは	1.学生　2.看護師・准看護師　3.看護教員　4.その他（　　　　）

学生の方　1.大学　2.短大　3.専門学校　4.高等学校　5.その他（　　　　）
　　　　　1.レギュラーコース　2.進学コース　3.准看護師学校

臨床の方　病棟名（　　　　　）病棟　役職　1.師長　2.主任　3.その他（　　　　）

その他の所属の方　1.訪問看護　2.診療所　3.介護施設　4.その他（　　　　）

看護教員の方　担当科目　1.総論　2.成人　3.小児　4.母性　5.その他（　　　　）

今後、出版物（雑誌・書籍等）のご案内、企画に関係するアンケート、セミナー等の案内を希望される方はE-mailアドレスをご記入ください。

E-mail

ご記入いただいた情報は厳重に管理し第三者に提供することはございません。

『先輩ナースの看護メモ』
愛読者アンケート

（200594）

★アンケートにお答えいただいた方、先着100名様に
オリジナルクリアファイルをプレゼント！

★ご愛読ありがとうございました。今後の出版物の参考にさせていただきますので、アンケートにご協力ください。

●現在、看護師になって何年目ですか？
　1.1年目　2.2〜4年目　3.5年目以上

●本書はどのようにして購入されましたか？
　1.書店で　2.インターネット書店で　3.学会等の展示販売で
　4.その他（　　　　　　　　　　　　　　　　　　　　　　）

●本書を何でお知りになりましたか？(いくつでも)
　1.書店で実物を見て　2.病院・学校から紹介されて
　3.友人・知人に紹介されて　4.書店店員に紹介されて　5.チラシを見て
　6.エキスパートナース・プチナースの広告を見て　7.SNS で
　8.インターネットで調べて　9.その他（　　　　　　　　　　　　）

●本書をごらんになったご意見・ご感想をお聞かせください。
　表紙は（よい　悪い）定価は（高い　普通　安い）
　本の大きさは（ちょうどよい　小さすぎる）

●本書で役立った内容を具体的に教えてください。

●本書で足りなかった点、追加してほしい内容を具体的に教えてください。

●今、あなたが欲しいと思う本の内容・テーマがあれば教えてください。

＜内視鏡検査＞

検査	絶食	前処置	注意点など
上部消化管内視鏡検査	前日21時以降	検査直前に粘液除去剤、咽頭麻酔、鎮痙薬を投与する	●鎮静薬を使用することもある ●鎮痙薬に抗コリン薬を使用するため、緑内障、心疾患、前立腺肥大症、麻痺性イレウスは禁忌。その場合グルカゴン、ミンクリアを使用 ●検査後は咽頭麻酔の効果が消失するまで1時間は飲食を禁止する
下部消化管内視鏡検査	前日21時以降	●前日→眠前に下剤内服 ●当日→腸管洗浄液内服 ●検査直前に鎮痙薬を投与する	●鎮静薬、鎮痛薬を使用することもある ●鎮痙薬に抗コリン薬を使用するため、緑内障、心疾患、前立腺肥大症、麻痺性イレウスは禁忌。その場合グルカゴンを使用
ERCP（内視鏡的逆行性胆管膵管造影）	前日21時以降	検査直前に咽頭麻酔、鎮静薬を投与する	●鎮静薬や咽頭麻酔を使用しているため、1〜2時間はベッド上安静と絶飲食 ●ERCP後膵炎が起こる恐れがあるため、検査2〜3時間後に採血でアミラーゼ値や炎症反応を確認する ●腹痛の有無を観察する
気管支鏡検査	4時間前	●検査直前に咽頭麻酔、鎮静薬、鎮痛薬、抗コリン薬などを投与する	●鎮静薬や咽頭麻酔を使用しているため、1〜2時間はベッド上安静と絶飲食 ●気道出血、気胸が起こる恐れがある ●呼吸状態に注意しておく

p.138〜141の表は、東梨恵：検査前の前処置と絶食の有無一覧，久保健太郎，濱中秀人，徳野実和，倉岡賢治編，先輩ナースが書いた看護のトリセツ，照林社，東京，2019：140-142. より一部改変して転載

58 輸液製剤

分類	製品名	電解質 (mEq)		糖質(g) ／ 糖濃度 (%)	アミノ 酸(g)	脂質 (g)	熱量 (kcal)	
		Na	K					
糖液								
ブドウ糖液	5％ブドウ糖 液500mL	—	—	25g／5％	—	—	100	
細胞外液補充液								
生理食塩液	生理食塩液 500mL	77	—	—	—	—	—	
乳酸 リンゲル液	ラクテック注 500mL	65	2	—	—	—	—	
	ラクテックD 輸液500mL	65	2	25g／5％	—	—	100	
	ラクテックG 輸液500mL	65	2	25g／5％	—	—	100	
酢酸 リンゲル液	ヴィーンD輸 液500mL	65	2	25g／5％	—	—	100	
重炭酸 リンゲル液	ビカーボン輸 液500mL	67.5	—	—	—	—	—	

特徴・注意点 類似製品	どんな患者に使用する？
● 細胞内と細胞外の水の補充に適している	● 循環血液量をあまり増やしたくない場合のルートキープなど（うっ血性心不全など）
● 大量に投与すると高クロール性のアシドーシスとなる	● 循環血液量を増やしたい場合 ● ショックによる大量輸液時はリンゲルのほうが適しているが、無尿でカリウムを投与したくない場合は生理食塩液を選択
● アルカリ化剤として乳酸を使用（アルカリ化剤＝血液や体液のpHを正常値に維持するために添加されている）ソルラクト輸液 ハルトマン輸液 など	● 循環血液量を増やしたい場合 ● 添付文書には高乳酸血症で禁忌と記載はあるが、ショックによる乳酸高値には特に問題なし（最近は生理食塩液よりも推奨されている） ● 無尿でカリウムを投与したくない場合は生理食塩液を選択 ● 肝障害が高度な場合が酢酸・重炭酸リンゲルを選択（肝機能低下があると乳酸アシドーシスの恐れあり）
● ラクテックに糖（グルコース）を足したもの ソルラクトD輸液 ハルトマンD液 など	
● ラクテックに糖（ソルビトール）を足したもの ソルラクトS液 など	
● アルカリ化剤として酢酸を使用 ソリューゲンG フィジオ140（ただし組成は若干異なる） リナセートD ソルアセトD アクメインD など	● 循環血液量を増やしたい場合（ただし低血圧時の使用は注意） ● 酢酸は血管拡張作用があり、急速投与で血圧低下を起こす恐れあり
● アルカリ化剤として重炭酸を使用 ビカネイト輸液	● 循環血液量を増やしたい場合（乳酸・酢酸リンゲルが使いづらい場合に選択）

分類	製品名	電解質 (mEq)		糖質(g)／糖濃度(%)	アミノ酸(g)	脂質(g)	熱量(kcal)	
		Na	K					
糖・電解質液								
開始液 (1号液)	ソルデム1輸液500mL	45	—	13.0g／2.5%	—	—	52	
維持液 (3号液)	ソルデム3A輸液500mL	17.5	10	21.5g／4.3%	—	—	86	
	ソルデム3AG500mL	17.5	10	37.5g／7.5%	—	—	150	
末梢静脈栄養輸液								
糖・電解質・アミノ酸・ビタミン	ビーフリード輸液500mL	17.5	10	37.5g／7.5%	15	—	210	
	パレプラス輸液500mL	17.1	10	37.5g／7.5%	15	—	210	
上記＋脂質	エネフリード輸液550mL	17.5	10	37.5g／7.5%	15	10	310	

特徴・注意点 類似製品	どんな患者に 使用する？
• カリウムを含んでいないため、電解質異常などがわからなくても安全に使用できることから救急外来で最初に使用されることが多い（そのため開始液という） ソリタT-1号輸液 KN1号輸液 リプラス1号輸液　など	• 病棟ではカリウムを投与したくない透析患者などに使用
• 3号液を2000mL投与すると、毎日尿や汗などで生理的に失われる電解質の1日量を補給することができる ソリタ-T3号輸液 KN3号輸液 リプラス3号輸液　など	• 基本の点滴でよく使われる
• ソルデム3Aに比べて糖質の含有量＝熱量が約1.7倍 • 3Aと3AGを間違えないこと ソリタ-T3号G輸液 フィジオ35輸液（ただし組成は若干異なる）　など	• ソルデム3Aよりも熱量（カロリー）を投与したい場合
• 糖・電解質に加えてアミノ酸とビタミンB1を加えた輸液 • きちんと隔壁開通すること パレセーフ（ツインパルはビタミンB$_1$が入っていないパレセーフ）　など	• 短期間（2週間以内）の絶食で経腸栄養も開始できない患者 • 食事量が少ない場合の栄養の補助
• ビーフリードよりもビタミンの種類が多い（ビタミンB$_1$を含む9種類のビタミン入り） • きちんと隔壁開通すること	
• パレプラスに脂質を足したようなもの • きちんと隔壁開通すること • 脂肪乳剤が入っているため必ず単剤投与で（横から何も投与しない） • 基本的にはインスリンも混注禁	• 短期間（2週間以内）の絶食で経腸栄養も開始できない患者 • 食事量が少ない場合の栄養の補助

分類	製品名	電解質 (mEq)		糖質(g) / 糖濃度 (%)	アミノ酸(g)	脂質 (g)	熱量 (kcal)	
		Na	K					
中心静脈栄養輸液(高カロリー輸液)								
糖・電解質・アミノ酸	ピーエヌツイン-1号輸液1000mL	50	30	120g/12%	20		560	
	ピーエヌツイン-2号輸液1100mL	50	30	180g/16.3%	30		840	
	ピーエヌツイン-3号輸液1200mL	51	30	250.4g/20.8%	40		1160	
糖・電解質・アミノ酸・ビタミン	フルカリック1号輸液903mL	50	30	120g/13.2%	30		560	
	フルカリック2号輸液1003mL	50	30	175g/17.4%	30		840	
	フルカリック3号輸液1103mL	50	30	250g/22.6%	40		1160	
糖・電解質・アミノ酸・微量元素	エルネオパNF1号輸液1000mL	50	22	120g/12%	20		560	
	エルネオパNF2号輸液1000mL	50	27	175g/17.5%	30		820	
糖・電解質・アミノ酸・脂質	ミキシッドL輸液900mL	35	27	110g/12.2%	30	15.6	700	
	ミキシッドH輸液900mL	35	27	150g/16.7%	30	19.8	900	
脂肪乳剤								
	イントリポス10%250mL				25		275	
	イントリポス20%100mL				20		200	

輸液製剤協議会：輸液製剤の組成一覧表．を参考に作成

特徴・注意点 [類似製品]	どんな患者に使用する？
●糖・電解質・アミノ酸しか入っていないため、ビタミン・微量元素・脂質を追加する必要がある ●1号、2号、3号を間違えないこと ●きちんと隔壁開通すること ●末梢から投与しないこと	
●糖・電解質・アミノ酸・ビタミンしか入っていないため、微量元素、脂質を追加する必要がある ●1号、2号、3号を間違えないこと ●きちんと隔壁開通すること ●末梢から投与しないこと [ネオパレン輸液（ただし液量、組成は若干異なる）]	●長期間（2週間以上）の絶食で経腸栄養もできない場合
●糖・電解質・アミノ酸・ビタミン・微量元素しか入っていないため、脂質を追加する必要がある ●1号、2号を間違えないこと ●きちんと隔壁開通すること（小窓の未開通が起こりやすい） [ワンパル輸液（ただし液量、組成は若干異なる）]	
●糖・電解質・アミノ酸・脂質しか入っていないため、ビタミン、微量元素を追加する必要がある ●LとHを間違えないこと ●きちんと隔壁開通すること ●脂肪乳剤が入っているため必ず単剤で投与すること（横から何も投与しない） ●基本的にはインスリンも混注禁	●長期間（2週間以上）の絶食で経腸栄養もできない場合
●適正投与速度は0.1g/kg/時 ★20％製剤なら（体重÷2）mL/時がちょうどその時間になる(例：50kgの人なら25mL/時) ●単独投与が基本だが、TPN用管から投与できる	●長期間絶食で経腸栄養もできない場合 ●エレンタールで経腸栄養している患者（エレンタールは脂肪がほとんど入っていない）

59 抗菌薬

✔ βラクタム系

ペニシリン系

一般名(商品名)	略語	使用する疾患例	投与方法・注意点など
ベンジルペニシリン (ペニシリンG)	PCG	・感染性心内膜炎 ・肺炎球菌感染症 ・壊死性筋膜炎 ・神経梅毒 など	・半減期が短く投与回数が多い (1日6回) ・Kが入っている(100万単位中に1.53mEq)ためワンショット静注禁 ・血管痛をきたしやすく緩徐に投与する(持続投与やPICCを挿入する施設もある)
アンピシリン (ビクシリン)	ABPC	・β溶連菌感染 ・肺炎球菌感染症 ・感染性心内膜炎 など	・血管痛、静脈炎予防のため緩徐に投与する
ピペラシリン (ペントシリン)	PIPC	・緑膿菌感染症 など	・血管痛、静脈炎予防のため緩徐に投与する ・やむを得ず保存する場合は冷蔵庫内で24時間以内

β ラ ク タ マ ー ゼ 阻 害 薬 配 合

一般名(商品名)	略語	使用する疾患例	投与方法・注意点など
アンピシリン/スルバクタム (スルバシリン、ユナシン)	ABPC/SBT	・市中肺炎、誤嚥性肺炎 ・蜂窩織炎 ・感染性心内膜炎 ・腹腔内感染症 など	・血管痛、静脈炎予防のため緩徐に投与する ・やむを得ず保存する場合は冷蔵庫内で24時間以内
ピペラシリン/タゾバクタム (ゾシン、タゾピペ)	PIPC/TAZ	・緑膿菌感染症 ・院内肺炎、誤嚥性肺炎 ・褥瘡感染 ・腹腔内感染症 ・発熱性好中球減少症 など	・血管痛、静脈炎予防のため緩徐に投与する ・溶解後はすみやかに使用し、保存しないこと

特有の副作用
・アナフィラキシー反応(IgEの関与によるⅠ型アレルギー反応)→ショックの頻度はまれではあるが、ショックの既往があれば禁忌
・製剤中に含まれるNaやKの過剰負荷による電解質異常

セフェム系

一般名（商品名）		略語	使用する疾患例	投与方法・注意点など
第1世代	セファゾリン（セファメジン）	CEZ	●MSSA菌血症・感染性心内膜炎・骨髄炎 ●術後感染予防など	●血管痛、静脈炎予防のため緩徐に投与する
第2世代	セフメタゾール（セフメタゾン）	CMZ	●腹腔内感染症 ●術後感染予防など	●血管痛、静脈炎予防のため緩徐に投与する ●やむを得ず保存を必要とする場合は、室温保存では24時間以内 ●ワーファリンとの相互作用でINRが延長する
	セフォチアム（パンスポリン）	CTM	●市中発症の尿路感染症 ●細菌性肺炎など	●30分～2時間で点滴 ●やむを得ず保存を必要とする場合は、8時間以内
	フロモキセフ（フルマリン）	FMOX	●腹腔内感染症	●血管痛、静脈炎、灼熱感予防のため緩徐に投与する ●やむを得ず保存を必要とする場合は、室温保存で6時間以内、冷蔵庫保存で24時間以内
第3世代	セフトリアキソン（ロセフィン）	CTRX	●市中肺炎 ●尿路感染症 ●細菌性髄膜炎など	●30分以上かけて点滴または緩徐に静注（急速投与で血管痛、静脈炎、ほてり感、悪心・嘔吐を起こすことがある） ●配合禁忌が多い！（Caが入っている輸液はダメ！リンゲル液、PPN・TPN製剤など）
	セフタジジム（モダシン）	CAZ	●発熱性好中球減少症 ●緑膿菌感染症 ●脳外科術後髄膜炎 ●糖尿病性足壊疽など	●緩徐に静注（血管痛、静脈炎予防のため）または糖液、電解質液、アミノ酸液に加えて30分～2時間かけて投与可能 ●やむを得ず保存を必要とする場合は、室温で6時間以内、冷蔵庫で72時間以内
第4世代	セフェピム（マキシピーム）	CFPM	●緑膿菌感染症 ●発熱性好中球減少症 ●院内関連髄膜炎	●緩徐に静注（血管痛、静脈炎予防のため）または糖液、電解質液、アミノ酸液に加えて30分～1時間かけて投与可能

特有の副作用
●アンタビュース作用（多量の飲酒に耐えられなくなる）→投薬後1週間の禁酒が必要
●血液凝固障害（ビタミンK代謝障害によるもの。特に食事摂取不能の患者で発現の危険性増大）→ビタミンK補充で改善可能

カルバペネム系	★きわめて広域スペクトルなので、耐性菌が生じやすい。重症感染症に限る！		
一般名(商品名)	略語	使用する疾患例	投与方法・注意点など
メロペネム (メロペン)	MEPM	●ESBL産生菌による感染症 ●起因菌不明の重症感染症 など	●30分以上かけて点滴 ●やむを得ず保存を必要とする場合は、室温で6時間以内、冷蔵庫で24時間以内 ●抗てんかん薬のバルプロ酸ナトリウム(デパケンなど)は併用禁忌(バルプロ酸の血中濃度が低下し、てんかん発作が起こる可能性あり)

特有の副作用
●中枢神経障害(痙攣)→イミペネム(チエナム)＞パニペネム(カルベニン)＞メロペネムで起こりやすい。腎障害、中枢神経障害を有する患者への投与は注意が必要

✔ 抗MRSA薬

グリコペプチド系			
一般名(商品名)	略語	使用する疾患例	投与方法・注意点など
バンコマイシン ★MRSA感染症の第一選択薬	VCM	●MRSA感染症 ●腸球菌によるカテーテル関連尿路感染症 など	●投与速度が速すぎるとレッドマン症候群が起こりやすくなるため、500mgあたり30分(1gで1時間、1.5gで1.5時間)以上かけて投与する ●急速静注で心停止を起こした事例あり(海外)
テイコプラニン (タゴシッド)	TEIC	●MRSA感染症 ●皮膚軟部組織感染症 ●化膿性関節炎 ●感染性心内膜炎 など	●レッドマン症候群予防のため30分以上かけて点滴する

特有の副作用
●腎障害 ●聴覚障害→多くは不可逆的で、投与早期から発現する可能性あり
●レッドマン症候群(血管拡張による皮膚発赤、血圧低下、皮膚掻痒感)

オキサゾリジノン系			
一般名(商品名)	略語	使用する疾患例	投与方法・注意点など
リネゾリド (ザイボックス)	LZD	●MRSA感染症 (VCMやDAPが使用できなくなった場合) ●VRE(バンコマイシン耐性腸球菌)感染症	●30分〜2時間かけて点滴する

特有の副作用
●骨髄抑制(使用期間依存的) ●血小板減少(用量依存的)
●視神経障害(視力低下、色覚異常、かすみ目、視野欠損など)→28日を超えて投与しない

リポペプチド系

一般名(商品名)	略語	使用する疾患例	投与方法・注意点など
ダプトマイシン (キュビシン)	DAP	● MRSA感染症 　(VCMでトラフが 　上がらない場合や 　腎障害悪化が懸念 　される場合) ● 人工物感染 など ★肺のサーファク 　タントで不活化 　するため肺炎に 　は使用できない	● 30分かけて点滴または緩徐に 　静注(小児は静注禁) ● 1バイアルに生理食塩液7 mL 　でゆっくりと溶解(10分間静 　置)。静注する場合はそのまま、 　点滴する場合は生理食塩液な 　どに希釈 ● やむを得ず保存を必要とする 　場合は室温で12時間以内、冷蔵 　庫で48時間以内

特有の副作用
● CK上昇→週1回CKのモニタリングが必要し、筋関連症状に注意する
● まれだが好酸球性肺炎→発熱、浸潤影、好酸球上昇に注意

✔ キノロン系　★βラクタム系でアレルギーがある人の代替薬としても使用される

一般名(商品名)	略語	使用する疾患例	投与方法・注意点など
シプロフロキサ シン (シプロキサン)	CPFX	● 緑膿菌感染症 ● 非結核性抗酸菌症 など	● 1時間かけて点滴(血管痛、静 　脈炎を起こす恐れがあるため 　30分以内の点滴は避ける)
レボフロキサシン (クラビット)	LVFX	● 緑膿菌感染症 ● 非定型肺炎 など	● 1時間かけて点滴 ● ヘパリンと配合変化あり(ヘパ 　リンロックしている場合は前後 　に生理食塩液フラッシュ必要) ● 大動脈瘤、大動脈解離の発生リス 　クが増加との報告あり(海外)

特有の副作用
● 中枢神経障害(頭痛、めまい、不安、興奮、不眠など)
● 心室性不整脈、横紋筋融解症→腎障害患者への投与は注意

✔ マクロライド系　★βラクタム系でアレルギーがある人の
代替薬としても使用される(感受性がある場合)

一般名(商品名)	略語	使用する疾患例	投与方法・注意点など
アジスロマイシン (ジスロマック)	AZM	● 非定型肺炎 ● 尿道炎、膣炎 ● 細菌性腸炎 など	● 2時間かけて点滴(急速静注は禁) ● 注射用水4.8 mLに溶解し 　100mg/mL溶液を作成し、 　5％ブドウ糖液100mLなどに 　希釈する(注射溶液濃度1 mg/ 　mLに希釈)

特有の副作用
● 近年、QT延長、心室性不整脈、横紋筋融解症の報告あり
● 肝障害(肝臓で代謝されるため)

60 トラフ採血

> **トラフ採血とは**
>
> 正しくはTDM(薬物治療モニタリング)といい、
> 薬物の血中濃度を測定するための採血

★一部の抗菌薬(バンコマイシン、テイコプラニン、ゲンタマイシン、トブラマイシン、アミカシン、アルベカシンなど)は血中濃度が高すぎると、重篤な副作用が起こりやすい。逆に血中濃度が低すぎると効果が得られず、血中濃度が低い状態が続くと耐性菌を出現させる可能性がある

<採血のタイミング>

□ 薬剤投与直前に採血するトラフ値と薬剤投与後に採血するピーク値がある

□ トラフ値(薬剤投与直前の血中濃度)→定常状態に達した値

□ ピーク値(薬剤投与後の血中濃度)→最高血中濃度を意味する

 ★最高血中濃度に達する時間は薬剤によって異なるためピーク値は採血のタイミングが薬剤によって異なる

抗菌薬	採血時期	トラフ	ピーク ★必ず注射部位の反対側から採血!
バンコマイシン	投与開始3日目 (投与4〜5回目)	投与直前 (30分以内であれば許容)	投与終了1時間後 ★ルーチンでの採血は推奨されない
テイコプラニン	投与開始4日目		意義なし
ゲンタマイシン	投与開始2日目		投与開始1時間後(通常20〜40分で点滴)
トブラマイシン			
アミカシン			
アルベカシン			

> **医師からのアドバンスメモ**
>
> ● 薬物の血中濃度が定常状態に達するのは、薬物の半減期の約4〜5倍の時間とされている。VCMの半減期は、6〜12時間なので、約48時間経過すると定常状態に達するので、初回TDMは1日2回投与とすると、投与4〜5回目の直前のトラフ値がよい
>
> ● トラフ値は基本的に投与直前で、どのぐらいまで許容されるかといえば投与30分前ぐらい

61 鎮痛薬

✔ NSAIDs（非ステロイド性抗炎症薬）

一般名（商品名）	特徴	主な副作用
ロキソプロフェン ナトリウム （ロキソニン）	● 効果発現は15〜60分、持続時間は5〜7時間、次回服用時は4〜6時間は空けるようにする	● 胃腸障害（胃潰瘍・十二指腸潰瘍）と腎障害は頻度が高い ● 用量依存性に（使えば使うほど）副作用が出やすい
フルルビプロフェン アキセチル （ロピオン）	● 効果発現は最高血中濃度の6.7分、持続時間は半減期の5.8時間がめやすになる ● 添付文書には解熱目的では使用しないことと書かれている ● 脂肪乳剤を含有しているためフィルターの目詰まりを起こしてしまう。投与時はフィルターを通さないこと	
ジクロフェナク ナトリウム （ボルタレン）	● 坐剤での効果発現は平均30分、持続時間は平均5時間 ★ボルタレンSR は徐放性	

✔アセトアミノフェン

一般名（商品名）	特徴	主な副作用
アセトアミノフェン（静注） （アセリオ）	● 15分で投与する（1000mgでも500mgでも15分）、効果発現は15分、持続時間は4〜6時間、投与間隔は4〜6時間、1日最大4000mg ● 発熱に対して使用する場合は皮膚血流を増加させるため血圧低下に注意	● 副作用は比較的少ない ● 大量投与で肝障害を起こす可能性あり
アセトアミノフェン（内服） （カロナール、コカール）	● 効果発現は15〜60分、持続時間は4〜6時間、投与間隔は4〜6時間	

✔オピオイド鎮痛薬（非麻薬）

一般名(商品名)	特徴	主な副作用
トラマドール （トラマール）	●効果発現は1〜1.5時間 ●4時間以上間隔を空けて1日6回まで。総量に注意（300〜400mg/日まで） ●併用禁忌・注意薬が多い ★トラムセットはアセトアミノフェンとの合剤	●オピオイド系の副作用（悪心・嘔吐、便秘）など
ペンタゾシン （ペンタジン）	●効果発現は15〜20分、持続時間は3〜4時間、投与間隔は3〜4時間 ★アタラックスPと併用すると鎮痛効果の増大、悪心の減少効果あり	●呼吸抑制、血圧低下、悪心・嘔吐など ●1か月を超える長期投与で依存性の問題あり（いわゆるペンタジン中毒） ●アルコール依存や薬物依存患者では依存症になりやすい
ブプレノルフィン （レペタン）	●効果発現は20分、持続時間は0.2mgで11時間、0.3mgで14時間、投与間隔は6〜8時間	●呼吸抑制、血圧低下、悪心・嘔吐など

疼痛評価スケール

❶ VAS

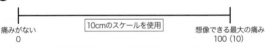

痛みがない　　　　　　　10cmのスケールを使用　　　　想像できる最大の痛み
0　　　　　　　　　　　　　　　　　　　　　　　100 (10)

長さ10cmの黒い線（左端が「痛みなし」、右端が「想像できる最大の痛み」）を患者に見せて、現在の痛みがどの程度かを指し示す視覚的なスケール

❷ NRS

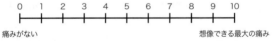

痛みがない　　　　　　　　　　　　　　　　　想像できる最大の痛み

0が痛みなし、10が想像できる最大の痛みとして0〜10までの11段階に分けて、現在の痛みがどの程度かを指し示す段階的スケール

❸ FRS（フェイススケール）

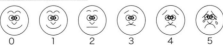

患者の表情によって痛みの強さを判定する方法。主に、高齢者や小児において、❶や❷の方法で答えることが困難な場合に使う

62 オピオイド鎮痛薬

✔ モルヒネ

★痛み、呼吸困難に効果あり
★腎機能低下時には副作用(眠気、呼吸抑制など)が出やすい

薬剤の種類		最も効果が高くなる時間	作用持続時間	投与間隔	鎮痛効果(モルヒネを1として)
速放性	モルヒネ塩酸塩	30分〜1時間	3〜5時間	1時間あけて	
	オプソ内服液				
	アンペック坐剤 ★オピオイドの坐剤は他にない	1〜2時間	6〜10時間	8時間	
速放性+徐放性	パシーフカプセル	速放部:1時間以内 徐放部:8〜10時間	24時間	24時間	
徐放性	MSコンチン錠	2〜4時間	8〜14時間	8〜12時間	
	モルペス細粒	2〜3時間			
	MSツワイスロン	2〜4時間			
	カディアンカプセル	30分〜1時間	24時間	24時間	
	ピーガード錠				
注射薬	1%モルヒネ塩酸塩注射液 ★オピオイド初回導入から内服困難となり投与経路を変更する場合などオールマイティーに使用できる	15分以内	2時間程度	レスキュー投与は15〜30分	
	4%モルヒネ注、4%アンペック注 ★高濃度オピオイド注射液で、オピオイド大量投与時でも皮下注射可能 ★初回モルヒネ使用では使用しない	30分未満	2時間程度	レスキュー投与は15〜30分	

✔ オキシコドン

★腎機能障害時やモルヒネへの抵抗感がある場合に

薬剤の種類		最も効果が高くなる時間	作用持続時間	投与間隔	鎮痛効果（モルヒネを1として）
速放性	オキシコドン速放錠(オキノーム散)	1〜2時間	3〜6時間	1時間あけて	4/3〜3/2
徐放性	オキシコドン徐放剤(オキシコンチン錠) ★低用量（10mg/日）があるのでオピオイド導入薬として使用しやすい	2〜4時間	8〜14時間	12時間	
注射薬	オキシファスト ★腎機能障害時の注射薬の第一選択	5分	3〜5時間	レスキュー投与は30分あけて	

✔ フェンタニル

★モルヒネ、オキシコドンよりも副作用が少ない
★呼吸困難に対する効果は弱い

薬剤の種類		最も効果が高くなる時間	作用持続時間	投与間隔	鎮痛効果（モルヒネを1として）
速放性	経口腔内吸収剤（イーフェンバッカル錠、アブストラル舌下錠）	15分以内	1〜2時間	イーフェンバッカルは4時間、アブストラルは2時間あける	50〜100
徐放性	フェンタニル（3日用）貼付剤	17〜48時間	72時間	72時間	
	フェンタニル（1日用）貼付剤		24時間	24時間	
注射液	フェンタニル注射液	3〜6時間	3.6時間	レスキュー投与は30分あけて	

✔ヒドロモルフォン

	薬剤の種類	最も効果が高くなる時間	作用持続時間	投与間隔	鎮痛効果（モルヒネを1として）
速放性	ナルラピド錠	30分〜1時間	4〜6時間	1時間あけて	5〜8
徐放性	ナルサス錠	3〜5時間	12〜24時間	24時間	

✔タペンタドール

★オキシコドンよりも便秘、悪心などの消化器症状の副作用が少ない
★神経障害性疼痛にも効果が期待できる
★腎機能障害、透析時にも使用可能

	薬剤の種類	最も効果が高くなる時間	作用持続時間	投与間隔	鎮痛効果（モルヒネを1として）
徐放性	タペンタ錠	5時間	12時間	12時間	〜1/3

✔トラマドール

★非麻薬扱い
★悪心が出やすいため対策として1週間制吐薬を併用推奨

	薬剤の種類	最も効果が高くなる時間	作用持続時間	投与間隔	鎮痛効果（モルヒネを1として）
速放性	トラマドールOD錠	1〜2時間	4〜6時間	4〜6時間	1/15〜1/5
徐放性	ワントラム錠	9〜12時間	24時間	24時間	

医師からのアドバンスメモ　レミフェンタニル

- 適応：集中治療における人工呼吸管理中の鎮痛
- 鎮痛効果はフェンタニルとほぼ同等。作用発現が早く、蓄積性がない
- 作用消失が急速で投与中止後5〜10分後には作用が消失する
- 血液中や組織内非特異的エステラーゼで分解されるため患者の肝機能や腎機能に影響されにくい
- 投与：持続静注 $0.25〜0.5\mu g/kg/$分で開始。以降、$0.05〜1.0\mu g/kg/$分で維持投与
- 副作用：①筋硬直、②呼吸抑制、③嘔気・嘔吐、④シバリング、⑤血圧低下
- 投与終了時にすぐに鎮痛効果がなくなるため、鎮痛評価を行う必要がある

63 睡眠薬

✔ 鎮静系睡眠薬

★転倒やせん妄リスクがある
★高齢者には非鎮静系睡眠薬を選択する

分類		一般名(商品名)	半減期
非ベンゾジアゼピン系睡眠薬 ★BZ系に比べて筋弛緩作用が少ない	超短時間作用型	ゾルピデム(マイスリー)	2時間
		ゾピクロン(アモバン)	4時間
		エスゾピクロン(ルネスタ)	5〜6時間
ベンゾジアゼピン系睡眠薬 ★筋弛緩作用と抗不安作用がある	短時間作用型	トリアゾラム(ハルシオン)	2〜4時間
		エチゾラム(デパス)	6時間
		ブロチゾラム(レンドルミン)	7時間
		リルマザホン(リスミー)	10時間
		ロルメタゼパム(エバミール)	10時間
	中間作用型	フルニトラゼパム(ロヒプノール、サイレース)	24時間
		エスタゾラム(ユーロジン)	24時間
		ニトラゼパム(ベンザリン)	28時間
	長時間作用型	クアゼパム(ドラール)	36時間
		フルラゼパム(ダルメート)	65時間
		ハロキサゾラム(ソメリン)	85時間

✔ 非鎮静系睡眠薬 ★食直後の内服は効果が不十分になる

メラトニン受容体作動薬 ★睡眠と覚醒のリズムを整えるメラトニンの作用がある ★1〜2週間継続することで効果がみられる	ラメルテオン(ロゼレム)	1時間
オレキシン受容体拮抗薬 ★目覚めを促すオレキシンの作用を弱める	スボレキサント(ベルソムラ)	10時間
	レンボレキサント(デエビゴ)	50時間

●:適している　▲:やや適している

高齢者に対する 用法・用量	不眠の種類			転倒リスク （筋弛緩作用）
	入眠 障害	中途 覚醒	早期 覚醒	
1回5mgから開始　10mg/日まで	●	▲		弱い
1回3.75mgから開始　10mgまで	●	▲		弱い
1回1〜2mgまで	●	●		弱い
1回0.125〜0.25mgまで	●	▲		強い
1.5mg/日まで	●	●	▲	強い
少量から開始	●	●	▲	強い
少量から開始	●	●	▲	弱い
1回2mgまで	●	●	▲	強い
1回1mgまで		●	●	強い
少量から開始		●	●	強い
少量から開始		●	●	強い
少量から開始			●	弱い
少量から開始			●	強い
少量から開始			●	強い
慎重に投与	●			なし
1回1回15mgまで	▲	●	●	なし
慎重に投与	●	●	●	なし

薬
剤

63
睡眠
薬

64 術前休薬期間

✔ 抗血小板薬

一般名(商品名)	休薬期間のめやす
アスピリン(バイアスピリン)	1週間前
チクロピジン塩酸塩(パナルジン)	10〜14日前
クロピドグレル硫酸塩(プラビックス)	14日前
プラスグレル塩酸塩(エフィエント)	14日前
イコサペント酸エチル(エパデール)	10〜14日前
オメガ3脂肪酸エチル(ロトリガ)	10〜14日前
リマプロストアルファデクス(オパルモン、プロレナール)	1〜2日前
ベラプロストナトリウム(ドルナー、プロサイリン)	1〜2日前
ジピリダモール(ペルサンチン)	1〜2日前
トラピジル(ロコナール)	1〜2日前
ジラゼブ塩酸塩水和物(コメリアンコーワ)	1〜2日前
シロスタゾール(プレタール)	2〜3日前
サルポグレラート塩酸塩(アンプラーグ)	添付文書記載なし1〜2日前

✔ 抗凝固薬

Ccr(mL/分)に応じた休薬期間	Ccr 80以上	Ccr 50-79	Ccr 30-49	Ccr 15-29	Ccr 14未満
一般名(商品名)	休薬期間のめやす				
①ワルファリンカリウム(ワーファリン)	3〜5日前				
②ダビガトランエテキシラートメタンスルホンサン酸塩(プラザキサ)	低リスク:24時間前 高リスク:48時間前	低リスク:36時間前 高リスク:72時間前	低リスク:48時間前 高リスク:96時間前	適応外	適応外
③リバーロキサバン(イグザレルト)	低リスク:24時間前 高リスク:48時間前			低リスク:36時間前 高リスク:48時間前	適応外
④アピキサバン(エリキュース)					
⑤エドキサバントシル酸塩(リクシアナ)					

山口諒:周術期の薬剤管理.脊椎脊髄ジャーナル 2018;31(4):305.を参考に作成
②〜⑤はDOAC

★Ccr(クレアチニンクリアランス)は腎機能の指標であるが、年齢、体重の要素も含まれているため、大出血リスクマーカーとしても使用される(DOACの大出血リスク因子は高齢、低体重、腎機能低下)

手術・処置の出血リスク

軽度の出血リスク	ほとんどの場合抗血栓薬を中断しないことを推奨 ● 歯科治療 ● 白内障または緑内障手術 ● 生検や切除を伴わない内視鏡検査 ● 体表手術（膿瘍切開、皮膚小切開手術など）
低リスク	● 生検を伴う内視鏡検査 ● 前立腺生検 ● 非冠動脈造影 ● カテーテルアブレーション治療または心臓電気生理学的検査（複雑な手技を除く） ● ペースメーカーまたはICD植込み
高リスク	● 侵襲の高い内視鏡検査（ポリープ切除、ESTを伴うERCPなど） ● 脊椎麻酔または硬膜外麻酔、腰椎穿刺 ● 胸部手術 ● 腹部手術 ● 主な整形外科手術 ● 肝生検 ● 経尿道的前立腺切除術（TURP） ● 腎生検 ● ESWL
高リスクかつ血栓塞栓リスクも高い	● 複雑なアブレーション治療（肺静脈隔離など）

Steffel J, Verhamme P, Potpara TS, et al. The 2018 European Heart Rhythm Association Practical Guide on the use of non-vitamin K antagonist oral anticoagulants in patients with atrial fibrillation. *Eur Heart J* 2018; 39: 1360.

65 インスリン製剤

✔インスリン製剤

投与の タイミング	商品名	開封後の 使用期限	作用発現 時間	最大 作用時間	持続時間
超超速効型					
食事開始時 /開始後	フィアスプ	28日	ノボラピッド より5分速い	1〜3時間	3〜5時間
	ルムジェブ		ヒューマログ より速い	—	—
超速効型					
食直前	ヒューマログ	28日	15分以内	30分〜 1.5時間	3〜5時間
	アピドラ				
	リスプロBS				
	ノボラピッド		10〜20分	1〜3時間	
	アスパルトBS				
速効型					
食事 30分前	ヒューマリンR	28日	30分〜1時間	1〜3時間	5〜7時間
	ノボリンR	42日	30分		8時間
混合型 (超)速効型と中間型のミックス。30ミックスは(超)速効3:中間7、50ミックスは(超)速効5:中間5					
食直前	ヒューマログ ミックス50	28日	15分以内	30分〜 4時間	18時間〜 24時間
	ノボラピッド 30ミックス		10〜20分	1〜4時間	24時間
食事 30分前	イノレット30R	42日	30分	2〜8時間	
配合溶解型 超速効と持効型のミックス。超速効3：持効7					
食直前	ライゾデグ	28日	10〜20分	1〜3時間	42時間超
中間型					
—	ヒューマリンN	28日	1〜3時間	8〜 10時間	18〜 24時間

投与の タイミング	商品名	開封後の 使用期限	作用発現 時間	最大 作用時間	持続時間
―	ノボリンN	42日	1.5時間	4～ 12時間	24時間

持効型

―	レベミル	42日	1時間	3～ 14時間	24時間
―	トレシーバ	56日	―	明かな ピークなし	42時間以上
―	ランタスXR	42日			24時間以上
―	ランタス インスリング ラルギンBS	28日	1～2時間	ピークなし	約24時間

✔ GLP-1 受容体作動薬

★食事をとって血糖値が上昇すると、小腸からインスリン分泌を促すホルモンが出る(この一つがGLP-1)。GLP-1受容体作動薬は、それを外から補うもの

投与頻度	商品名	開封後の 使用期限	用法・用量
1日2回	バイエッタ		• 1回5μgを1日2回朝夕食前に皮下注射 • 患者の状態に応じて1回10μgに増量
1日1回	ビクトーザ	30日	• 維持量:0.9mgを1日1回朝または夕に皮下注射 • 開始時:0.3mgから開始し0.3mgずつ増量 • 患者の状態に応じて1.8mgまで増量
	リキスミア		• 20μgを1日1回朝食前に皮下注射 • 開始時:10μgから開始し5μgずつ増量
週1回	オゼンピック	56日	• 維持量:週1回0.5mgを皮下注射 • 開始時:0.25mgから開始 • 患者の状態に応じて1.0mgまで増量
	トルリシティ	1回 使い切り	• 0.75mgを週1回皮下注射
	ビデュリオン		• 2mgを週1回皮下注射

66 カテコラミン製剤

一般名 (商品名)	ノルアドレナリン (ノルアドリナリン)	ドパミン (イノバン、カタボン、カコージン)
略語	NAD	DOA
適応	・低血圧の第一選択薬	・低血圧 ★NADが優先。徐脈性のショック、臓器虚血のリスクが高い患者ではDOAを選択
投与時の ポイント	・点滴漏れで壊死のリスクがあるため、原則CVから ★緊急時(ショックなど)には早期の血圧維持のために末梢から投与可(6時間までは安全性が担保されている)	・点滴漏れで壊死のリスクがあるため原則CVから(緊急時は末梢から投与可)
投与方法	・CVから:NAD3〜5Aを生理食塩液で希釈して合計50mLに ・末梢から:NAD 1〜2Aを生理食塩液で希釈して50〜60mLに。5%ブドウ糖か生理食塩液(20mL/時)の側管から	・CVから:600mg/200mLバッグあるいは150mg/50mLシリンジ(どちらも0.3%製剤) ・末梢からDOA200mL/200mLバッグ(0.1%製剤)。 5%ブドウ糖か生理食塩液(20mL/時)の側管から
副作用	腸管虚血(NOMI)、腎虚血	頻脈、心筋虚血(不整脈)

一般名 (商品名)	ドブタミン (ドブトレックス、ドブポン)	アドレナリン (ボスミン)
略語	DOB	AD
適応	・心不全	・心停止、アナフィラキシーの第一選択 ・低血圧(鼻出血)
投与時の ポイント	・末梢から投与可能	・心停止は末梢から静注可 ・アナフィラキシーは筋注 ・低血圧の持続投与は必ずCV(血管内皮細胞傷害・組織傷害が強い)
投与方法	・CVから:150mg/50mLシリンジ(0.3%製剤)	・心停止:1回1mg(1A)静注 ・アナフィラキシー:0.3mg筋注 ・低血圧:3A+生理食塩液47mL ・鼻出血:ボスミン外用液0.1%を5〜10倍に希釈したガーゼを出血部位に当てる(原液の5000〜1万倍希釈)
副作用	血圧低下、虚血増悪	頻脈、不整脈、臓器虚血

大まかな投与量のめやす

DOA/DOB 3〜5μg/kg/分(最大投与量 10〜20γ)
NAD/AD 0.03〜0.1 μg/kg/分(最大投与量 NAD 1.0γ、AD 0.2γ)

67 中心静脈カテーテルのルーメン

＜ルーメンの構造＞

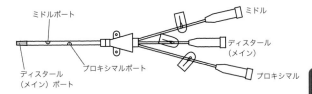

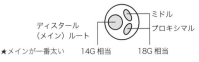

★メインが一番太い　14G 相当　18G 相当

＜ルーメンの使い分け＞

★ダブルルーメン、クワッドルーメン（ルーメンが4つ）でも考え方は同じ。ディスタールがメインルート

	ディスタール(メイン) ★遠位という意味	ミドル ★中間という意味	プロキシマル ★近位という意味
内径	太い(14G相当)	細い(18G相当)	細い(18G相当)
内容量	0.8mL	0.6mL	0.6mL
特徴	●内径が太いため高流量や急速投与、高濃度・高浸透圧の粘稠性の高い輸液 ★高カロリー輸液をミドルやプロキシマルから投与するのは避けるべき。比較的細い血管に留置した場合、血管炎が起きて血管外漏出や血管の狭窄が起こる可能性がある	●内径が細いため低流量でも安定しやすい	
向いている薬剤	●細胞外液補充液 ●維持輸液 ●高カロリー輸液	●循環作動薬など ★カテコラミンは基本的にはミドル、プロキシマルどちらから投与してもよい。事故抜去時にも血管内に留まっている可能性の高いミドルからカテコラミンを投与するとしている施設もある	

病棟でよくみる

68 漢方薬

薬剤名	効果	主な使用目的	特徴	主な副作用
ダイケンチュウトウ **大建中湯**	腸蠕動促進、腸管血流改善、抗炎症	術後の腸蠕動促進 腸閉塞予防・治療	1日6包が標準量	● 肝機能障害 ● 悪心、下痢
リックンシトウ **六君子湯**	胃腸の蠕動促進、食欲増進	胃からの排泄促進や食欲不振の改善	食欲低下時の使い分け：食べるとすぐに満腹になり量が食べられない場合に用いる	● 偽アルドステロン症（低カリウム血症、高血圧、浮腫など） ● 肝機能障害 ● 悪心
ホチュウエッキトウ **補中益気湯**	体力回復、食欲増進	疲労や倦怠感、食欲不振の改善、食欲増進	食欲低下時の使い分け：空腹感がなく、まったく食べる気がしない場合に用いる	● 間質性肺炎（発熱、咳嗽、呼吸困難など） ● 偽アルドステロン症（低カリウム血症、高血圧、浮腫など） ● 肝機能障害
ジュウゼンタイホトウ **十全大補湯**	体力回復、免疫調整、貧血の改善、食欲増進	化学療法や放射線療法の骨髄抑制の軽減 化学療法による食欲不振改善		● 偽アルドステロン症（低カリウム血症、高血圧、浮腫など） ● 肝機能障害
ニンジンヨウエイトウ **人参養栄湯**	体力回復、食欲増進	高齢者（特にフレイル・サルコペニア患者）の疲労、倦怠感、食欲不振の改善	補中益気湯、十全大補湯と使用目的は似ている	● 偽アルドステロン症（低カリウム血症、高血圧、浮腫など） ● 肝機能障害

薬剤名	効果	主な使用目的	特徴	主な副作用
半夏瀉心湯 ハンゲ シャシントウ	制吐作用、止瀉作用、粘膜防御	急性胃腸炎や過敏性腸症候群（IBS）、化学療法後の消化器症状（悪心・嘔吐、腹痛、下痢）化学療法・放射線療法後の口内炎	口内炎に用いる場合：少量のお湯に溶かして口腔内でうがいをして、しばらく溜めてから飲み込む	●間質性肺炎（発熱、咳嗽、呼吸困難など） ●偽アルドステロン症（低カリウム血症、高血圧、浮腫など） ●肝機能障害
抑肝散 ヨクカンサン	抗不安、攻撃性抑制、睡眠障害改善	せん妄予防・治療		●偽アルドステロン症（低カリウム血症、高血圧、浮腫など） ●肝機能障害 ●心不全
牛車腎気丸 ゴ シャジン キ ガン	頻尿に対する作用 神経系に対する作用など	排尿困難・頻尿の治療 糖尿病や化学療法による末梢神経障害の治療		●間質性肺炎（発熱、咳嗽、呼吸困難など） ●肝機能障害 ●消化器症状
五苓散 ゴ レイサン	利尿作用	浮腫 めまい	西洋薬の利尿薬（ラシックスなど）のような血管内脱水や低カリウム血症のリスクが少ない	●肝機能障害
芍薬甘草湯 シャクヤクカンゾウトウ	鎮痙・鎮痛作用	下肢の筋肉の痙攣（こむらがえり）	数分で効果発現（下肢のこむらがえりには5分前後で効く）	●間質性肺炎 ●偽アルドステロン症（低カリウム血症、高血圧、浮腫など） ●肝機能障害 ●うっ血生心不全、心房細動、心室頻拍
半夏厚朴湯 ハンゲ コウボクトウ	嚥下反射の改善	嚥下機能低下		●肝機能障害

配合変化、点滴ルート、血管外漏出

69 投与に注意が必要な注射薬

✓ 配合変化が起こりやすい薬剤

推奨投与方法	一般名(主な商品名)	
単独投与が望ましい (添付文書に記載あり)	● カルペリチド(ハンプ) ● ガベキサートメシル(エフオーワイ) ● ジアゼパム(セルシン) ● フェニトイン(アレビアチン) ● ニカルジピン(ペルジピン) ★生理食塩液、5%ブドウ糖、リンゲル液は配合可能 ● 脂肪乳剤(イントラリポス) ★TPN製剤の側管投与は脂肪粒子の粗大化が起こらず投与可能との意見もある ● ランソプラゾール(タケプロン) ★側管投与する場合は生理食塩液か5%ブドウ糖で前後フラッシュする	
混合に注意する	**酸性注射薬:pH5.0以下**	**pH**
	アドレナリン(ボスミン)	2.3〜5.0
	オキシトシン(アトニン)	2.5〜4.5
	ノルアドレナリン(ノルアドリナリン)	2.3〜5.0
	ブロムヘキシン(ビソルボン)	2.3〜3.2
	ミダゾラム(ドルミカム)	2.8〜3.8
酸性注射薬とアルカリ性注射薬を混合すると、pH変化による混濁・沈澱が起こる	メトクロプラミド(プリンペラン)	2.5〜4.5
	モルヒネ(アンペック)	2.5〜5.0
	アルカリ性注射薬:pH7.0以上	**pH**
	アミノフィリン(ネオフィリン)	8.0〜10.0
	フェジン	9.0〜10.0
	スルファメトキサゾールトリメトプリム(バクトラミン)	9.1〜9.0
	フロセミド(ラシックス)	8.6〜9.6
	ベタメタゾン(リンデロン)	7.0〜8.0
	ノイロトロピン	7.0〜8.0
カルシウム含有の薬剤と混合すると難溶性塩を生成	セフトリアキソン(ロセフィン) ★カルシウムを含有する薬剤(リンゲル液、PPN・TPN製剤など)	

✔ 点滴ルートに注意すべき薬剤

推奨投与方法	一般名(主な商品名)
フィルターが必要な薬剤 (添付文書に記載あり) ★フィルターは細菌や真菌などの微生物をトラップするだけでなく、ガラス片などの遺物や配合変化によって生じる異物をトラップしたり、空気を排除する役割がある	● トシリズマブ(アクテムラ) ● エポプロステロール ● クロファラビン(エボルトラ) ● ニボルマブ(オプジーボ) ● アバタセプト(オレンシア) ● トラスツズマブエムタンシン(カドサイラ) ● バクロフェン(ギャバロン) ● サイモグロブリン ● サングロポール ● ジェブタナ ● テムシロリムス(トーリセル) ● パクリタキセル(タキソール) ● ベルテポルフィン(ビスダイン) ● ベクティビックス ● ゲムツズマブオゾガマイシン(マイロダーク) ● フェルカルボトラン(リゾビスト) ● インフリキシマブ(レミケード) ● イトリゾール ● ピノルビン ● ファブラザイムなど
感染予防	● 高カロリー輸液(エルネオパ、フルカリックなど)
フィルターを通過させないほうがいい薬剤 (添付文書に記載あり)	● アルブミン製剤・グロブリン製剤などの血液製剤 ● 脂肪乳剤などのエマルジョン製剤(アルプロスタジル、ロピオン、ドキソルビシン、プロポフォールなど) ● アムホテリシンB(ファンギゾン、アムビゾーム) ● メナテトレノン(ケイツーN) ● パクリタキセル(タキソール) ● ラスブリカーゼ(ラスリテック) ● トシリズマブ(アクテムラ) ● ベクティビックス ● インフリキシマブ ● エポプロステノール ● サイラムザ ● ザルトラップなど
フィルターに吸着する、総投与量が少ない	● G-CSF製剤(グラン、ノイロトロジン、ノイアップ) ● インスリン製剤 ● ビンクリスチン(オンコビン) ● ニトログリセリン(ミリスロール) ● フェジンなど
フィルターを溶解する可能性がある	● エトポシド
フィルターの通過に時間がかかったり、析出する可能性がある	● グリセオール ● 低分子デキストラン ● D-マンニトール(マンニットール)

推奨投与方法	一般名(主な商品名)
DEHPフリーの ルートを使用する 必要がある薬剤 (添付文書に記載あり) ★DEHPとはポリ塩化 ビニル製のルートの 柔軟性を保つために 添加されている可塑 剤 DEHPが製剤中に溶 出する	**【DEHPフリーのルートを使用する必要がある】** ● アミオダロン(アンカロン) ● エトポシド(ラステット) ● シクロスポリン(サンディミュン) ● カバジタキセル(ジェブタナ) ● テムシロリムス(トーリセル) ● パクリタキセル(タキソール) ● タクロリムス(プログラフ) ● ノナコグアルファ(ベネフィクス) ● ミリプラチン(ミリプラ) ● ヨード化ケシ油脂肪酸エチルエステル(リピオドール) **【DEHPフリーのルートを使用することが望ましい】** ● アムホテリシンBリポソーム(アムビゾーム) ● 脂肪乳剤(イントラリポス) ● エルネオパ、フルカリック ● オーツカMV、ビタジェクト ● メナテトレノン(ケイツーN) ● プロポフォール(ディプリバン) ● アルプロスタジル(リプル) ● フルルビプロフェンアキセチル(ロピオン)
PVC(ポリ塩化 ビニル)フリーの ルートを使用する 必要がある 薬剤がPVCに吸着・ 収着し、正確に投与 できなくなる	● ニトログリセリン(ミリスロール) ● 硫酸イソソルビド(ニトロール) ● タクロリムス(プログラフ) ● アミオダロン(アンカロン) ● ミダゾラム(ドルムカム)＊乳酸リンゲル液で希釈したとき

✓ 血管外漏出に注意すべき薬剤（抗がん剤以外）

種類	一般名(主な商品名)
強アルカリ性薬剤 アルカリはタンパク変性作用が強く、周囲に浸透して広範囲に組織を障害する	● オメプラゾール ● ランソプラゾール(タケプロン) ● フロセミド(ラシックス) ● カンレノ酸カリウム(ソルダクトン) ● アセタゾラミド(ダイアモックス) ● 炭酸水素ナトリウム(メイロン) ● ガンシクロビル(デノシン) ● アクシクロビル(ゾビラックス) ● フェノバルビタール(ノーベルバール) ● フェニトイン(アレビアチン) ● アミノフィリン(ネオフィリン)
血管収縮薬 投与部位から先の血管が収縮して虚血性壊死が起こる	● アドレナリン(ボスミン) ● ノルアドレナリン(ノルアドリナリン) ● ドパミン(イノバン) ● ドブタミン(ドブトレックス) ● エチレフリン(エホチール) ● フェニレフリン(ネオシネジン)
高浸透圧薬 浸透圧が高いと組織損傷するため、投与部位が炎症を起こす	● アミノ酸製剤(パレプラス、ビーフリードなど) ● フルニトラゼパム(セイレース) ● アセタゾラミド(ダイアモックス) ● D-マンニトール(マンニットール) ● 硫酸マグネシウム(マグネゾール) ● 造影剤 ● 20%以上のブドウ糖 ● フェノバルビタール(ノーベルバール) ● ジアゼパム(セルシン) ● 炭酸水素ナトリウム(メイロン)
電解質補正薬 高濃度カルシウムは組織に石灰沈着が起こり炎症や痛みが生じる	● 塩化カルシウム ● グルコン酸カルシウム(カルチコール)
その他 添付文書の「使用上の注意」に血管外漏出による組織障害の記載がある薬剤	● ヒドロキシジン(アタラックスP) ● 脂肪乳剤(イントラリポス) ● ガベキサートメシル(エフオーワイ) ● フェジン ● アルギニン ● バンコマイシン ● プロポフォール(ディプリバン) ● ニカルジピン(ペルジピン)

70 点滴の滴下数計算

＜1分間の滴下数の計算＞

| 輸液セットの1mLあたりの滴下数（20 あるいは60） | × | 輸液量（mL） | ÷ | 指示の時間（分） |

例) ソルデム3A500mLを6時間で投与の指示、20滴/mL輸液セットを使用する場合
　　20（滴/mL）×500（mL）÷360（分）＝27滴/分

設定流量 (mL/時)	20滴/mL		60滴/mL	
	1分あたり	10秒あたり	1分あたり	10秒あたり
1000	333	56	1000	167
500	167	28	500	83
280	93	16	280	47
250	83	14	250	42
200	67	11	200	33
150	50	8.3	150	25
140	47	7.8	140	23
125	42	7	125	21
120	40	6.7	120	20
100	33	6	100	17
80	27	5.5	80	13
60	20	3	60	10
50	17	2.8	50	8
40	13	2.1	40	7
30	10	1.6	30	5
20	7	1	20	3
10	3	0.5	10	1.6

71 輸血

<輸血前検査>

□ 血液型：患者に間違った血液型の輸血をしないようにABO血液型とRh血液型を調べる

□ 不規則抗体：ABO血液型以外の血液型に対する抗体
   ★不規則抗体をもつ患者にその抗体が反応する赤血球輸血をすると、体内で抗原抗体反応が起こり、輸血した赤血球が破壊され、副作用を引き起こす

□ 交差適合試験（クロスマッチ）：実際に輸血する血液と患者自身の血液を事前に混合して、異常な反応（凝集や溶血）が起きないかを調べる

T&S（タイプ＆スクリーン）

✔ 輸血の可能性が低い手術の血液準備システム

✔ 血液型を2回以上検査して確定、Rh陽性、不規則抗体陰性が条件で、術前に輸血とクロスマッチ用の検体を準備しておき、術中に輸血が必要と判断された場合に、クロスマッチを行う（術前にクロスマッチをしてしまうと、もうその輸血は使えないため、貴重な輸血を無駄にしないように）

<輸血の種類>

	赤血球製剤 （RBC）	血小板製剤 （PC）	血漿製剤 （FFP）
輸血の量	2単位＝280mL	10単位＝200mL 15・20単位＝250mL	2単位＝240mL
適合試験	● 血液型(ABO・Rh) ● 不規則抗体スクリーニング ● 交差適合試験	● 血液型(ABO) ● 製剤とABO血液型が合致していれば交差適合試験は省略可能	
その他	● 投与直前までは冷蔵庫保存（室温に戻す必要なし） ● 新生児、大量急速輸血する場合は加温必要	● 震盪保存が必要（揺らしておかないと血小板の代謝で乳酸が発生してpHが下がり、血小板が傷害される）	● FFPは解凍後基本6時間以内投与（凝固因子活性が、2～6時間で失われるため）

＜投与手順＞

❶ 製剤の外観確認

□ 「血液の色調変化、溶血（黒色化）、凝固」や「血液バッグの破損」があれば使用しない

❷ 患者と製剤の照合

照合するタイミング	製剤の受け渡し時、輸血準備時、輸血実施時
照合する項目	患者氏名（同姓同名に注意）、血液型、製剤名、製造番号、有効期限、交差適合試験の検査結果、放射線照射の有無など
照合する資材	交差適合試験票の記載事項、製剤本体および添付伝票

❸ ルート確保

★留置針の太さは特に決まりはない。急速大量投与は太いほうがいいが、通常の速度であれば24Gでも溶血しない

★CVから投与してはいけないわけではないが、TPNと同時投与は溶血するのでダメ。また感染リスクが上がるので、できるだけ避ける。投与後はルート内を生理食塩液フラッシュ

❹ 輸血セットを接続する

□ 輸血セットには凝集塊を除去できるフィルターがついている

❺ 患者の観察

輸血前	体温、血圧、脈拍、可能であれば経皮的動脈血酸素飽和度（SpO₂）を測定する
輸血中	【観察】 ●輸血開始後5分間は急性反応確認のため、ベッドサイドで患者を観察する ●輸血開始後15分程度経過した時点でも再度患者を観察する ●輸血による副作用と考えられる症状を認めた場合はただちに輸血を中止し、医師に連絡をとり、輸血セットを交換して生理食塩液または細胞外液類似輸液剤の点滴に切り替えるなどの適切な処置を行う 【速度】 ●成人の場合、輸血開始から最初の10〜15分間は1分間に1mL程度で輸血する。その後は1分間に5mL程度で輸血する
輸血後	●患者氏名、血液型、製造番号を再度確認し、診療録にその製造番号を記録する ●輸血関連急性肺障害（TRALI）や細菌感染症などの副作用が起こることがあるので、輸血終了後も継続的な患者観察を行う ★TRALI：輸血中〜輸血後6時間以内に発症する呼吸不全。死亡率が高く挿管、人工呼吸管理が必要になるため、呼吸状態の観察が大事！！

日本赤十字社 医薬品情報より引用
https://www.jrc.or.jp/mr/transfusion/procedure/red_blood_cell/

❻ 記録

□ 輸血・血液製剤は特定生物由来製品に該当するため、ロット番号、投与日、患者の氏名・住所等を記録し（紙媒体でなくても可）、少なくとも20年間保存する必要がある

(Ir-)RBC-LR-1 投与本数	体重(kg)														
	5	10	15	20	25	30	35	40	45	50	60	70	80	90	100
1	7.6	3.8	2.5	1.9	1.5	1.3	1.1	0.9	0.8	0.8	0.6	0.5	0.5	0.4	0.4
2		7.6	5.0	3.8	3.0	2.5	2.2	1.9	1.7	1.5	1.3	1.1	0.9	0.8	0.8
3			7.6	5.7	4.5	3.8	3.2	2.8	2.5	2.3	1.9	1.6	1.4	1.3	1.1
4				7.6	6.1	5.0	4.3	3.8	3.4	3.0	2.5	2.2	1.9	1.7	1.5
6					9.1	7.6	6.5	5.7	5.0	4.5	3.8	3.2	2.8	2.5	2.3
8							8.7	7.6	6.7	6.1	5.0	4.3	3.8	3.4	3.0
10									9.5	8.4	7.6	6.3	5.4	4.7	4.2	3.8

＜輸血の副作用＞

副作用	原因・特徴	症状	頻度
急性溶血性反応 (ABO異型輸血)	● 患者や製剤の取り違えなどで起こるABO型不適合輸血で起こる ● わずか数mLの不適合輸血でも発症し、重症化すると死にいたる	発熱、悪寒、血管痛、呼吸不全、血圧低下・頻脈、褐色尿（ヘモグロビン尿）、凝固異常・出血傾向	1/100000
発熱性非溶血性反応 (FNHTR)	血液製剤中に残存する白血球と患者由来の白血球抗体との間で抗原抗体反応や、白血球から放出されるサイトカインの影響	輸血中あるいは輸血後6時間以内の発熱、悪寒	1/1000
軽症アレルギー反応 (蕁麻疹など)	血液製剤に含まれるいくつかの血漿タンパクが抗原と考えられており、血漿の含有量が多い血液製剤で起こりやすい（血漿製剤＞血小板製剤＞赤血球製剤）	蕁麻疹（掻痒感を伴う発疹、口唇の浮腫、眼瞼結膜の浮腫、眼窩周囲の掻痒感	1/100～200
重症アレルギー反応 （アナフィラキシーショック）		アナフィラキシー反応：気道狭窄症状、呼吸困難、低酸素血症、頻呼吸、血圧低下、頻脈など	1/15000
輸血関連循環過負荷 (TACO)	輸血開始後6時間以内に発症する急性呼吸不全で、循環過負荷による心不全が原因	呼吸困難、低酸素血症、頻呼吸、起座呼吸、頸静脈怒張、泡沫状痰、ラ音・喘鳴など	1/10000
輸血関連急性肺障害 (TRALI)	輸血開始後6時間以内に発症する急性呼吸不全。血液製剤中の白血球抗体と患者の白血球が反応し、肺毛細血管内皮細胞の透過性亢進が引き起こす非心原性肺水腫	呼吸困難、低酸素血症、頻呼吸（通常は輸血後1～3時間以内に発症）、泡沫状痰、ラ音・喘鳴など	1/1000000
細菌感染症 (細菌混入)	細菌が混入した血液製剤を投与することによって発症する菌血症（敗血症）など	発熱、悪寒戦慄、血圧低下、頻脈、呼吸困難、低酸素血症、頻呼吸など	1/1000000～300000

72 アルブミン製剤

＜種類・目的・適応疾患＞

等張（5％製剤）

循環血液量の確保

- 出血性ショック
- 敗血症
- 人工心肺を使用する心臓手術
- 循環動態が不安定な体外循環実施時
- 凝固因子の補充を必要としない血漿交換療法
- 重症熱傷
- 循環血漿量の著明な減少を伴う急性膵炎など
- 妊娠高血圧症候群

高張（20％・25％製剤）

浮腫の治療

- 肝硬変に伴う難治性腹水
- 難治性の浮腫、肺水腫を伴うネフローゼ症候群
- 低タンパク血症に起因する肺水腫あるいは著明な浮腫

- -

＜注意点1：投与速度＞

□ 負荷するアルブミンを1時間あたり10g前後に制限して、循環系に過剰な負担をかけないようにする

アルブミン製剤の投与速度のめやす

商品名		投与速度のめやす
献血アルブミン5％静注「JB」	成人	5 mL/分*1以下
	小児*2	0.1mL/kg/分以下
献血アルブミン20％静注「JB」 献血アルブミン25％静注「ベネシス」 赤十字アルブミン25％	成人	1 mL/分以下
	小児*2	0.02mL/kg/分以下

＊1　おおむね、5％アルブミン製剤250mL（12.5 g）を約1時間かけて投与する速度
＊2　小児の投与速度は、成人体重50kgとして体重あたりに換算したもの

＜注意点２：肺水腫、心不全＞

☐ 20％・25％製剤使用時には急激に循環血漿量が増加するため、肺水腫、心不全などの発生に注意し、投与速度を調節する

★20％製剤50mLで200mL、25％製剤50mLで250mLの循環血液量が増加する

- -

＜通気針の使用方法＞

① アルブミン製剤のゴム栓に輸液セットの瓶針を刺し、バイアルを逆さまに吊るす

② 通気針の通気部を指で押さえた状態で、輸液セットの瓶針刺入部とは別の部位に差し込む

③ 通気針の針先が液面上に出たことを確認してから指を離す

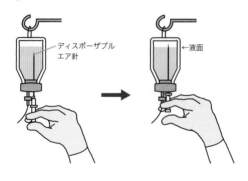

ディスポーザブル
エア針

←液面

- -

＜記録の保管＞

☐ 輸血・血液製剤は特定生物由来製品に該当するため、ロット番号、投与日、患者の氏名・住所等を記録し（紙媒体でなくても可）、少なくとも20年間保管する必要がある

73 胸腔ドレーンの管理

＜胸腔ドレーンの留置部位＞

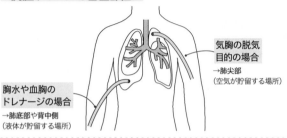

気胸の脱気目的の場合
→肺尖部
（空気が貯留する場所）

胸水や血胸のドレナージの場合
→肺底部や背中側
（液体が貯留する場所）

- -

＜胸腔ドレーンの種類＞

❶ トロッカーカテーテル

☐ チューブの太さ8〜32Frと幅広い

☐ 太いチューブがあるため血胸や膿胸など排液の粘度が高いものや、排液量が多い胸水に適している

★シングルルーメンとダブルルーメンがある。ダブルルーメンは洗浄や薬剤注入（抗がん剤や抗菌薬）に使用する

❷ アスピレーションキット（写真は一例）

☐ チューブが細く（6〜12Fr）、気胸の脱気や排液量が少ない胸水に使用

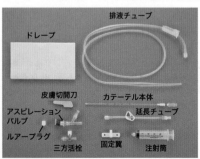

ドレープ

排液チューブ

皮膚切開刀

カテーテル本体

アスピレーションバルブ

ルアーブラグ

延長チューブ

三方活栓

固定翼

注射筒

Argyle™トロッカー アスピレーション キット
（写真提供：カーディナルヘルス株式会社）

★カテーテルだけでなく、排液チューブや皮膚切開用のメス刃、固定具、シリンジ、ドレープなども入っている

★アスピレーションバルブは、挿入後にシリンジで吸引する際に使用するもので、常に装着してはいけない（誤って空気を注入しないように一方弁がついている）

排液バック

❶ チェスト・ドレーン・バック

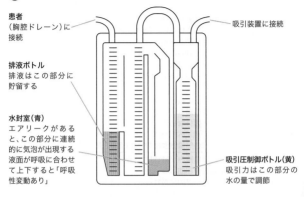

患者
(胸腔ドレーン)に
接続

吸引装置に接続

排液ボトル
排液はこの部分に
貯留する

水封室(青)
エアリークがある
と、この部分に連続
的に気泡が出現する
液面が呼吸に合わせ
て上下すると「呼吸
性変動あり」

吸引圧制御ボトル(黄)
吸引力はこの部分の
水の量で調節

❷ 気胸セット

☐ 胸腔ドレーンからの排液を排液ボトルに貯留し、エアはモニター弁
　(球)を介してボトル外に排気する

☐ 逆流防止弁により胸腔内圧を陰圧に保つ

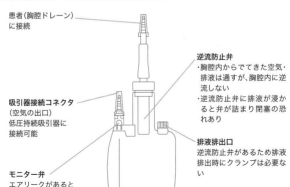

患者(胸腔ドレーン)
に接続

逆流防止弁
・胸腔内からでてきた空気・
　排液は通すが、胸腔内に逆
　流しない
・逆流防止弁に排液が浸か
　ると弁が詰まり閉塞の恐
　れあり

吸引器接続コネクタ
(空気の出口)
低圧持続吸引器に
接続可能

排液排出口
逆流防止弁があるため排液
排出時にクランプは必要な
い

モニター弁
エアリークがあると
球が上下する

＜観察・管理のポイント＞

胸腔ドレナージボトル	• 排液の量・性状 ★ 血性排液100〜200mL/時以上は術後出血を疑うため、 　　**即、ドクターコール** • エアリークはないか（水封室（青色）に気泡はないか） • 呼吸性変動はあるか • 吸引圧（黄色）の水の量は適切か • 水封室に水は入っているか • ドレナージボトルは挿入部より低い位置にあるか（20cm以上）
ドレーン挿入部とテープ固定	• ドレーンの抜けはないか • 接続部の緩み・外れはないか • 皮下気腫はないか ★ 皮下気腫があれば範囲をマーキングしておく • 挿入部の感染徴候はないか（発赤、腫脹、疼痛、熱感など）
接続チューブ	• 接続部に緩み・外れはないか • ねじれや屈曲はないか • 固定テープのはがれはないか（2か所以上） ［アスピレーションキットの場合］ • クランプ、クレンメが閉じていないか（2か所あり）
吸引装着	• 吸引圧の水（黄色）に連続的に気泡が発生する状態にする • 電動式低圧持続吸引器の場合は、電源が入っているか
ドレーン抜去	エアリークがなく、排液量が100〜200mL/日以下になった時点で抜去を検討 ★ 抜去時は患者に呼吸を止めてもらい（吸気終末か呼気終末かはどちらでもいい）、その間にドレーンを抜去しフィルムドレッシングなどを貼付する ★ 太めのドレーンの場合はドレーン孔から胸腔内に空気が入らないように、あらかじめかけておいた結紮糸でドレーン孔を閉鎖する

胸腔ドレーンのアセスメント

呼吸性変動	エアリーク	評価
あり	なし	正常
あり	あり	異常：気胸、チューブ破損
なし	なし	異常：チューブ閉塞 または 正常：肺が正常に拡張し、ドレーンチューブ先端が胸壁に押し付けられ塞がれた状態
なし	あり	まれな異常：チューブが外れている

胸腔ドレーン排液の正常・異常

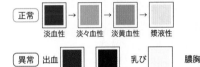

正常　淡血性 → 淡々血性 → 淡黄血性 → 漿液性

異常　出血　血性　暗血性　　乳び　白色　　膿胸　膿性

※排液の色は、すべてめやす。色の表現は施設により異なる場合がある

医師からのアドバンスメモ

胸腔ドレーンの排液で怖いのは「血胸」「血性胸水」

- 血性胸水の判定：胸水のヘマトクリットが、血清ヘマトクリットの50％以上であれば血性胸水の判定となる
- 胸水の排液量：100～200mL/時以上の血性排液は危険。2時間以上持続すると胸部外科術後であれば再開胸を検討
- 小児であれば、4mL/kg/時以上の胸水の排液があるときは注意
- 拍動性の出血、凝血塊が形成されつつ排液されるときには注意

74 腹腔ドレーンの管理

＜留置部位＞

□ 患者が仰臥位になったときに体液が貯留しやすい解剖学的陥凹部に
先端を留置する

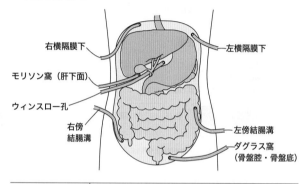

右横隔膜下	肝切除術後や右上腹部に感染が及ぶ病態(胃十二指腸穿孔、結腸穿孔、胆嚢炎穿孔など)の場合
左横隔膜下	胃全摘や噴門側胃切除、膵尾部・脾臓の手術、消化管穿孔
モリソン窩 (肝下面)	胆嚢摘出後や十二指腸切除後、右半結腸切除、肝右葉の部分切除、上部・下部消化管穿孔の術後
ウィンスロー孔	胆管・胆嚢・膵頭部・胃・十二指腸などの術後(多くの手術で吻合部断端がウィンスロー孔周囲となる)
左傍結腸溝	左半結腸切除後など
右傍結腸溝	虫垂切除後や回盲切除後など
ダグラス窩 (骨盤腔・骨盤底)	直腸手術や消化管穿孔、虫垂炎などの腹膜炎手術

＜観察・管理のポイント＞

ドレーン排液	●性状：術後直後は血性で、時間経過とともに淡血性→淡々血性→漿液性に変化する ●量：術直後は術中の洗浄液が含まれているため多いが、時間経過とともに減少する。急激な排液量の減少はドレーンの閉塞、屈曲、位置異常を疑う。血性排液100mL/時以上は術後出血の疑いあり **即、ドクターコール**
ドレーン挿入部 とテープ固定	●挿入部の縫合糸（挿入部近くの皮膚とドレーンを縫合糸で固定している）とテープ固定状態
排液バッグの 位置	●閉鎖式ドレーンの場合：排液バッグは挿入部より常に低い位置にする ★排液が腹腔内に逆流して起こる逆行性感染を防止するため ●吸引ドレーン（J-VACなど）の場合：挿入部より低い位置にする必要はないが、排液バッグがいっぱいになるとそれ以上吸引できないため、排液が多い場合はこまめに捨てる
ドレーンの抜去	●情報ドレーンの場合：術後出血や縫合不全の心配がなくなった時点で抜去 ★長期留置は逆行性感染のリスクが高くなる ●治療的ドレーンの場合：治療目的が達成された時点で抜去 ＜ドレーン抜去時のトラブル・合併症＞ ●抜去困難：ドレーンの側孔に大網などがはまり込んで癒着することで起こる。抜去後、大網が飛び出てくることも ●出血・臓器損傷：抜去時に周囲組織を損傷することで起こる ●発熱：長期間留置したドレーンで起こりやすい

腹腔ドレーン排液の正常・異常

正常　淡血性 → 淡々血性 → 淡黄血性 → 漿液性

異常　術後出血　血性　暗血性　縫合不全　腸液様　腸液様　胆汁様　便汁様

膵液ろう　膵液ろう後の感染　ワインレッド　灰白色　腹腔内膿瘍　膿性　乳び　白色

※排液の色は、すべてめやす。色の表現は施設により異なる場合がある

75 胆道ドレナージの管理

＜ ERCP ＞ 内視鏡的逆行性胆管膵管造影

☐ 内視鏡を口から入れて、十二指腸乳頭部まで進めて、胆管や膵管に造影剤を注入し、Ｘ線を撮り、胆管の閉塞や狭窄がないかどうかを調べる検査

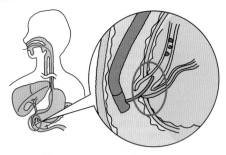

＜ EST ＞ 内視鏡的乳頭括約筋切開術

☐ 結石などを除去するために十二指腸乳頭部をナイフで切開して広げる処置。ナイフで切るので出血しやすい

　★抗血栓薬内服中など出血しやすい場合は、EPBD（内視鏡的乳頭バルーン拡張術：バルーンで広げる）を行う

< PTCD・PTGBD・ENBD・ERBD >

種類		方法	目的	観察項目
外瘻術 体表にチューブが出て 体外に胆汁を排泄する	PTCD 経皮経肝胆管ドレナージ	皮膚から肝臓を経由してチューブを留置	胆管炎・閉塞性黄疸の治療	排液の性状・量、出血、チューブの逸脱
	PTGBD 経皮経肝胆嚢ドレナージ	皮膚から肝臓を経由して胆嚢内にチューブを留置	胆嚢炎の治療	
	ENBD 内視鏡的経鼻胆管ドレナージ	内視鏡を用いて、鼻からチューブを挿入し、胆管内に留置	胆管炎・閉塞性黄疸の治療	排液の性状・量、チューブの管理（閉塞・逸脱・事故抜去）
内瘻術 体内にステントが留置され 腸管内に胆汁が流れる	ERBD 内視鏡的逆行性胆管ドレナージ =EBD（内視鏡的胆管ドレナージ）、EBS（内視鏡的胆管ステント留置術）	内視鏡を用いて、胆管内にステントを留置	胆管炎・閉塞性黄疸の治療	●症状や検査データから体内でのチューブの閉塞・逸脱を推測 ●症状：発熱、右上腹部痛、黄疸 ●検査データ：炎症反応、ビリルビン上昇

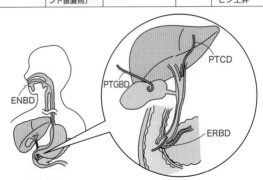

胆道ドレーン排液の正常・異常

正常	異常 感染胆汁	出血

黄褐色 　　　　　　　　緑色　　　血性

※排液の色は、すべてめやす。色の表現は施設により異なる場合がある

76 血液透析

＜血液浄化療法＞

血液透析は血液浄化療法の１つ

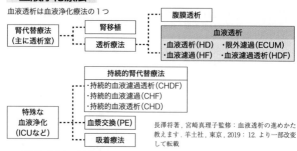

長澤将著，宮崎真理子監修：血液透析の進めかた教えます．羊土社，東京，2019：12. より一部改変して転載

＜血液透析の種類＞

種類	HD （血液透析）	HF （血液濾過）	ECUM （限外濾過）	HDF （血液濾過透析）
拡散[*1]	○	×	×	○
濾過[*2]	×	○	○	○
内容	●血液中の小分子量の物質をダイアライザーを介して透析液へ除去する	●圧力をかけることで中〜大分子量の物質をヘモフィルターを通して水と一緒に除去し、同量の置換液（補充液）を補充する	●濾過の原理で過剰な水分のみ除去する	●HDとHFを組み合わせたモード ●小〜大分子量の物質が除去できる
特徴	●血圧が低下しやすい ●不均衡症候群[*3]が起こりやすい	●血圧が低下しにくい	●血圧が低下しにくい	●血圧が低下しにくい ●不均衡症候群が起こりにくい

＊1 拡散：半透膜を介して、濃度の高いほうから低いほうに移動する効果で余分な物質を除去する。小分子量物質を除去する

＊2 濾過：半透膜の片側に圧力をかけ、圧力差で水分と水分に含まれる物質を除去する。中〜大分子量物質を除去する

＊3 不均衡症候群：透析導入前は尿素素が蓄積し血液や脳細胞内の浸透圧が上昇しているが、透析導入により血液の浸透圧が下がることで脳細胞との浸透圧差が生じ、浸透圧の高い脳細胞内に水分が移動し脳浮腫を起こす（症状：頭痛、悪心・嘔吐、錯乱、意識変容・昏睡、無気力、高血圧・低血圧、呼吸困難、視覚障害・かすみ目、痙攣、めまい、失神など）

透析で除去される物質

小分子量物質	中分子量物質	大分子量物質
● クレアチニン ● 尿素窒素 ● 乳酸 ● 電解質（カリウムなど） ● アンモニア など	● β_2ミクログロブリン ● ビタミン ● ビリルビン など	● 肝性昏睡物質 ● 炎症性サイトカイン ● エンドトキシン など

＜血液透析の回路＞

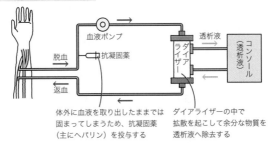

血液ポンプ

抗凝固薬

脱血

返血

ダイアライザー

透析液

コンソール（透析液）

体外に血液を取り出したままでは
固まってしまうため、抗凝固薬
（主にヘパリン）を投与する

ダイアライザーの中で
拡散を起こして余分な物質を
透析液へ除去する

＜血液透析後の観察ポイント＞

バイタル サイン	● 透析による除水で体液変動しているため血圧変動に注意 ● 透析中のNa濃度が高すぎる場合、水分を引きつけて血液量が増加し、血圧が上昇することもある
穿刺部位の 止血確認	● 透析中は抗凝固薬を使用し出血しやすいため、再出血の有無を確認する ● 止血バンドの長時間使用はシャント閉塞の原因になるため、止血が確認できたらすみやかに外す（めやすは10分）
シャント 開通の確認	● シャント音の聴取とスリル触知の有無を確認し、シャント閉塞に注意する
起立性 低血圧	● 透析終了直後は起立性低血圧が起こりやすく、離床時の転倒に注意が必要 ● 特に糖尿病透析患者では自律神経障害で末梢血管抵抗が増加せず低血圧をきたしやすい

77 バスキュラーアクセス（VA）

＜ VA の種類＞

	自己血管内シャント（AVF）	人工血管内シャント（AVG）
シャント	 •動脈と静脈を吻合する •第一選択で全体の9割を占める •感染しにくい	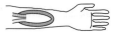 •動脈と静脈が離れている場合、人工血管でつないでVAにする ★人工血管内シャント（AVG）は、ループの人工血管だけでなく、まっすぐにつなぎ合わせたものもある。
	動脈表在化	留置カテーテル
シャント以外	 •動脈を皮下まで持ち上げて、動脈を直接穿刺して透析する ★動脈表在化は動脈なのでシャント音は聴取できないが、拍動は触知できる。返血用の静脈確保が毎回必要になる。	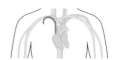 •内頸・鎖骨下・大腿静脈のいずれかにカテーテルを挿入する •短期間用の非カフ型と、長期間用カフ型がある

＜ VA のトラブル＞

トラブルの内容		観察項目	特徴、予防・対処法
シャント	感染	●シャント穿刺部やその周囲の感染徴候（発赤、腫脹、熱感、疼痛） ●発熱、悪寒戦慄など全身症状	AVGで起こりやすい→人工血管除去が必要になる
	狭窄・閉塞	●狭窄：シャント音が高い音、音が弱い、短く聞こえる、スリルが弱い、シャント肢の浮腫 ●閉塞：音が聞こえない、スリルがない、シャント肢が冷たい	カテーテル治療や再造設が必要になる
	瘤形成	頻回に穿刺した部位に瘤ができる	瘤が破裂すると大出血する
	スチール症候群	シャント肢末梢の冷感、疼痛	シャントに血流が流れすぎることで、シャントより末梢の動脈血流が障害され虚血になる ★スチールは「盗む」という意味
留置カテーテル	感染	●挿入部の感染徴候 ●皮下トンネル（カフ型の場合）の感染徴候 ●発熱、悪寒戦慄など全身症状	全身症状が出ている場合はすみやかにカテーテル抜去
	閉塞	カテーテル内腔の血栓形成	透析終了時のヘパリン充填 ★閉塞予防の観点からは非透析日も実施したほうがいいが、感染予防の観点からは透析日のみ実施のほうがいい

留置カテーテルのヘパリンの充填方法

① 手指消毒後、使い捨て手袋装着
② カテーテルについているキャップを外し、アルコール綿で消毒
③ シリンジで血液吸引（約5mL）し、血液をガーゼの上に廃棄し血栓の有無を確認する
④ ヘパリン生理食塩液（当院ではヘパリンロック100単位/mLを使用）を通水する

脱血側、送血側ともに行う

78 腹膜透析

<腹膜透析の種類>

種類	内容・施行方法
CAPD （連続携行式腹膜透析）	・1日3〜4回、自分で透析液を交換する ・1回1.5〜2Lの透析液を腹腔内に注入し、4〜8時間置いておき、その後排液と、新たな透析液の注入を行う ・チューブの接続を自分で行う方法と、清潔に接続するために機械を使用して接続する方法がある
APD （自動腹膜透析）	・夜間就寝時にカテーテルと機械（APDサイクラー）を接続して、自動的に透析液を交換する ・就寝中8〜10時間の間に3〜5回の透析液の注入と排液を行う（1サイクルあたり約2時間透析液を貯留）

腹膜透析のしくみ

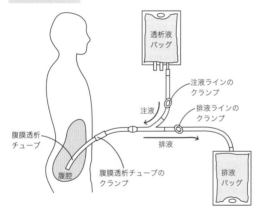

透析液バッグ

注液ラインのクランプ

排液ラインのクランプ

注液

排液

腹膜透析チューブ

腹腔

腹膜透析チューブのクランプ

排液バッグ

＜腹膜透析液＞

☐ ブドウ糖主体の液（ダイアニール、レギュニールなど）と
イコデキストリン主体の液（エクストラニールなど）がある

★ブドウ糖の濃度が数種類ある（1.5%、2.5%、4.25%など）。ブドウ糖濃度が高いほうが除水量は多いが、長期使用により腹膜を劣化させるため、低中濃度のブドウ糖液で貯留時間を短縮し、バッグ交換回数を増やす管理が一般的。しかし透析に費やす労力の点で患者の負担が大きい

☐ 日中はブドウ糖液、就寝時はイコデキストリン液を使うことが多い

★イコデキストリン液は長時間貯留させることで除水量が多くなる

- -

＜ツインバッグを用いた腹膜透析液バッグの交換方法＞

★腹膜透析液が入ったバッグと排液バッグが一体になったもの

ツインバッグの準備

❶ 腹膜透析液専用の加温器を使用して、ツインバッグの腹膜透析液を体温程度に温める

❷ 薬剤名、濃度、内容量、使用期限を確認して、袋を開封

❸ ツインバッグの排液ラインと注液ラインのクランプを閉じる

❹ 腹膜透析液を隔壁開通し、よく混和する

接続操作

❺ ツインバッグのライン先端のキャップを外し、患者の腹膜透析チューブのキャップを外し接続する

★腹膜炎予防のため、清潔操作が重要!!
★接続機器を使用すれば、チューブ接続と接続部の紫外線照射を自動で行うことができる

排液操作

❻ 排液バッグを患者の腹部より下の高さに置く（落差で腹腔内の透析液を排液するため）

❼ 排液ライン、腹膜透析チューブの順にクランプを開き、排液する

❽ 排液が出なくなったら、腹膜透析チューブ、排液ラインの順にクランプする

❾ 排液の色（混濁はないか）を観察し、量を測定（測りなどで）し記録する

注液

⑩ 注液ライン、排液ラインの順にクランプを開き、腹膜透析を流し、ライン内の空気を抜き、排液ラインのクランプを閉じる

⑪ 腹膜透析液を点滴スタンドにかけて、注液ラインと腹膜透析チューブのクランプを開き注液する

⑫ 腹膜透析液がすべて入ったら、腹膜透析チューブ、注液ラインの順にクランプする

ツインバッグのラインと腹膜透析チューブの接続を外す

⑬ 注液ラインと腹膜透析チューブを清潔に外し、腹膜透析チューブ先端に新しい保護キャップを接続する
　★接続機器を使用すれば、チューブ切り離しと新しいキャップの接続が自動でできる

- -

＜腹膜透析の合併症＞

合併症	症状	特徴・対処方法など
腹膜炎	腹痛、発熱、排液混濁が３主徴 悪心・嘔吐、下痢を伴うことがある	• バッグ交換時の不潔操作による細菌混入、腸管感染症からの波及、皮下トンネル感染からの波及が原因 • バッグ交換を清潔に行う
カテーテル出口部・皮下トンネル部の感染	出口部・皮下トンネル部の排膿、発赤、疼痛など	• 出口部の洗浄、消毒など日々の管理を適切に行う • 出口部に負担がかからないようにカテーテルを固定する
被囊性腹膜硬化症（EPS）	腹痛、悪心・嘔吐など腸閉塞症状	• 長期にわたる腹膜透析や腹膜炎の発症、高濃度のブドウ糖液の使用などによって腹膜が劣化し、腹膜全体が硬くなり腸の癒着などで腸閉塞をきたす • 腹膜劣化が進行している場合は血液透析に移行する

79 褥瘡の評価（DESIGN-R®2020）

DESIGN-R®2020の使用方法

□褥瘡の重症度評価と治癒過程の数量化（点数化することで治癒しているかどうかが客観的にわかりやすい）に使用する
□週1回評価する

DESIGN-R®2020の表記法

例）D3-e3s8l3CG4n0p0：18点

□深さ（D）は合計点数には含めない　□合計点が高いほど重症
□大文字が重症、小文字が軽症で、大文字の項目に対するケアを優先的に行う（D：深さを除く）
[この例では…]I（炎症/感染）、G（肉芽組織）の項目のケアを優先して、臨床的定着（クリティカルコロナイゼーション）を疑い、ヨウ素（カデックス軟膏）やハイドロファイバー（アクアセルAg）などを選択する

< DESIGN-R®2020の各項目の評価方法 > 7)

Depth：深さ　●創部内で最も深い部分を評価する

d	0	皮膚損傷・発赤なし	D	3	皮下組織までの損傷 ★皮下脂肪が見える
	1	持続する発赤 ★圧迫しても発赤が消退しない		4	皮下組織を超える損傷 ★骨、腱、筋肉が見える
	2	真皮までの損傷 ★肉芽はピンク色で壊死組織はない ★毛根が見える創部はd2 ★水疱はd2		5	関節腔、体腔に至る損傷
				DTI	深部損傷褥瘡（DTI）疑い ★初期は紫斑や茶褐色に変色、血疱、疼痛、硬結、ぶよぶよした感触など
				DU	壊死組織で覆われ深さの判定が不能

★DTI（深部損傷褥瘡）：褥瘡は皮膚表面から深部に向かって悪化していくという考え方が一般的だったが、DTIは深部（骨周囲の組織）が先に損傷を受け、それが徐々に皮膚表面に向かって悪化していく

Exudate：滲出液　●ガーゼを貼付した場合を想定して判定する（ドレッシング材は種類によって吸水力が異なるため）

e	0	滲出液なし	E	6	多量（1日2回以上のドレッシング交換を要する）
	1	少量（毎日のドレッシング交換を要しない）			
	2	中等量（1日1回のドレッシング交換を要する）			

Size：大きさ
●創部の長径と、それに直交する最大径(cm)を掛け合わせた数値で評価する

s	0	皮膚損傷なし	S	15	100以上
	3	4未満			
	6	4以上16未満			
	8	16以上36未満			
	9	36以上64未満			
	12	64以上100未満			

★周囲の発赤(d1の場合は除く)やポケット部分は含まない

Inflammation/Infection：炎症 / 感染
●創部の炎症徴候、感染の徴候、全身状態を含めて評価する

i	0	局所の炎症徴候なし	I	3C	臨界的定着疑い(創面にぬめりがあり、滲出液が多い。肉芽があれば浮腫で脆弱など)
	1	局所の炎症徴候あり(創周囲の発赤・腫脹・熱感・疼痛)		3	局所に明らかに感染徴候あり(炎症徴候、膿、悪臭など)
				9	全身的影響あり(発熱など)

★臨界的定着(クリティカルコロナイゼーション):保菌状態で、定着から感染に移行しつつあり、もう少しで感染しそうな状態

Granulation：肉芽組織
●創部の中で良性肉芽の占める割合で評価する

g	0	創が治癒した場合、創の浅い場合、深部損傷褥瘡(DTI)疑いの場合	G	4	良性肉芽が創面の10%以上50%未満を占める
	1	良性肉芽が創面の90%以上を占める		5	良性肉芽が創面の10%未満を占める
	3	良性肉芽が創面の50%以上90%未満を占める		6	良性肉芽が全く形成されていない ★壊死組織で覆われている場合も「なし」で判定

★良性肉芽は牛肉の色で浮腫がない、不良肉芽は豚肉の色で浮腫状
★高さが創面を超えている過剰肉芽も不良肉芽

Necrotic tissue：壊死組織
●創部内の壊死組織の有無を見て評価する

n	0	壊死組織なし	N	3	柔らかい壊死組織あり ★白色や黄色の壊死組織
				6	硬く厚い密着した壊死組織あり ★黒色の壊死組織

Pocket：ポケット
●ポケットとは表面から観察できない創周辺の皮下の死腔
●長径同士を掛け合わせた値からサイズの値を引いた値で求める

p	0	ポケットなし	P	6	4未満
				9	4以上16未満
				12	16以上36未満
				24	36以上

80 褥瘡予防・治療のためのマットレス選択

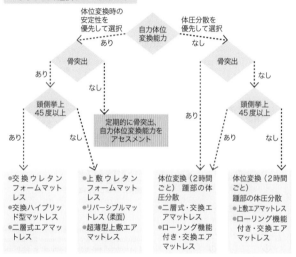

マットレスの選択フローチャート

日本褥瘡学会編：在宅褥瘡予防・治療ガイドブック 第3版，照林社，東京，2015：58．より一部改変して転載

分類	特徴
上敷ウレタンフォーム	薄型で標準マットレスの上に敷く
超薄型上敷エア	超薄型で、標準マットレスの上に敷く
リバーシブル(柔то)	表裏が低反発・高反発面になっており、裏返してどちらでも使用できる
交換ウレタンフォーム	マットレス自体を交換する厚みのあるマットレス
交換ハイブリッド型 二層式エア	エアセルとウレタンフォームのハイブリッドで、横端がウレタンで離床しやすくなっているもの、上層がエア、下層がウレタンの二層構造になっているものなど
二層式・交換エア	エアセルが二層（または三層）になっており体圧分散機能が高い
上敷エア	薄型で標準マットレスの上に敷く
ローリング機能付き・ 交換エア	ローリング機能＝自動的に体位変換する機能

81 経腸栄養剤の選択

＜栄養投与方法の選択基準＞

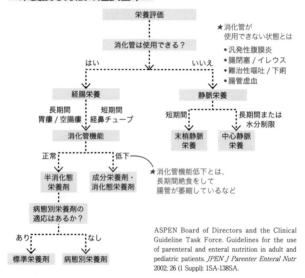

★消化管が
使用できない状態とは

• 汎発性腹膜炎
• 腸閉塞 / イレウス
• 難治性嘔吐 / 下痢
• 腸管虚血

★消化管機能低下とは、
長期間絶食をして
腸管が萎縮しているなど

ASPEN Board of Directors and the Clinical Guideline Task Force. Guidelines for the use of parenteral and enteral nutrition in adult and pediatric patients. *JPEN J Parenter Enteral Nutr* 2002; 26 (1 Suppl): 1SA-138SA.

＜経腸栄養剤の種類＞

経腸栄養剤には、薬として処方される医薬品（薬）と食事として提供される食品（食）がある。

成分栄養剤

適応 • 消化管機能が低下している場合や消化管を安静にする必要がある場合（長期絶食、短腸症候群、吸収不良症候群、クローン病、重症膵炎など）

製品名	kcal/ mL	タンパク質 (g)	脂質 (g)	糖質 (g)	浸透圧 (mOsm/L)	特徴
薬 エレンタール	300/ 80g	4.4	0.17	21.1	761	脂肪が少ない 粉末を溶解する

消化態栄養剤

適応 ●成分栄養剤と同じ(浸透圧が成分栄養よりも低くて下痢を起こしづらい)

製品名	kcal/mL	タンパク質(g)	脂質(g)	糖質(g)	浸透圧(mOsm/L)	特徴
薬 ツインラインNF	400/400	16.2	11.12	58.72	470-510	A液とB液を混合して使用する
食 ペプチーノ	200/200	7.2	42.8	0	470	脂質を含まない
食 ペプタメンAF	150/100	19	13.2	26.4	440	タンパク質を強化
食 ペプタメンスタンダード	300/200	10.5	12	37.5	520	RTH製剤*あり(300kcal/200mLと400kcal/267mLの2種類あり)
食 ペプタメンインテンス	200/200	18.4	7.4	15	310	タンパク質を強化
食 ハイネックスイーゲル	300/375	12	6.6	50.3	360	胃内で半固形化する
	400/500	16	8.8	67		

半消化態栄養剤（標準栄養剤）

★標準組成の半消化態栄養剤はこれら医薬品以外にも多数ある(ほとんどが食品)

適応 ●消化吸収が維持されている人

製品名	kcal/mL	タンパク質(g)	脂質(g)	糖質(g)	浸透圧(mOsm/L)	特徴
薬 エンシュア・リキッド	250/250	8.8	8.8	34.3	330	ストロベリー味のみ(バニラ、コーヒーは販売中止)2023年6月現在
薬 エンシュア・H	375/250	13.2	13.2	51.5	540	バニラ・コーヒー・バナナ・黒糖・メロン・ストロベリー・抹茶の味あり
薬 ラコールNF	200/200	8.76	4.46	31.24	330-360	ミルク、コーヒー、バナナ、コーン、抹茶のフレーバーあり
	400/400	17.52	8.92	62.48		RTH製剤*
薬 エネーボ	300/250	13.5	9.6	39.6	350	微量元素を強化 粘度が高い バニラ味

＊ RTH (ready to hung) 製剤:滅菌されたバッグ製剤で、吊るしてそのままラインに接続して投与できる

製品名	kcal/ mL	タンパク質 (g)	脂質 (g)	糖質 (g)	浸透圧 (mOsm/L)	特徴
薬 イノラス	300/ 187.5	12	9.66	39.79	670	微量元素を強化 ヨーグルト、りんご、コーヒー、いちご、紅茶 フレーバー
薬 ラコールNF 半固形	300/ 300g	13.14	6.69	46.86	記載なし	半固形化栄養剤

病態別栄養剤【肝不全用】

適応 ●BCAA（分岐鎖アミノ酸）を増量し、AAA（芳香族アミノ酸）を減量することで肝性脳症を防止

製品名	kcal/ mL	タンパク質 (g)	脂質 (g)	糖質 (g)	浸透圧 (mOsm/L)	特徴
薬 ヘパンED	310/ 80g	11.4	2.8	61.7	630	肝性脳症の治療や LES*にも使用する
薬 アミノレバンEN	213/ 50	13.5	3.7	31.5	640	

* LES（就寝前補食療法）：肝硬変はグリコーゲン貯蔵量が減少し、寝ている間に飢餓状態になる。
  LES は夜間就寝前に 200kcal 程度の軽食を摂取させることで起床時の飢餓状態を改善する。

病態別栄養剤【糖尿病用】

適応 ●血糖値上昇を抑制するために、糖質の割合を減らしたり、糖質、脂質の種類を調整している

製品名	kcal/ mL	タンパク質 (g)	脂質 (g)	糖質 (g)	浸透圧 (mOsm/L)	特徴
食 グルセルナ-REX	200/ 200	8.4	11.1	19.4	560	RTH製剤(400mL)もあり 糖質減量、脂質増量、血糖値が上がりにくい脂質を強化
食 タピオンアルファ	200/ 200	8	9	25.6	250	血糖値が上がりにくい糖質、脂質を強化
食 インスロー	200/ 200	10	6.6	24.8	500	RTH製剤(300mLと 400mL)もあり 血糖値が上がりにくい糖質、脂質を強化
食 ディムス	200/ 200	8	5.6	33.4	280	血糖値が上がりにくい糖質を強化

病態別栄養剤【腎不全用】

適応 ● 慢性腎臓病（CKD）で蓄積しやすい電解質を減量し、腎機能悪化リスクのあるタンパク質量を減量している
● 水分を制限できるように濃度が高い組成（1.2～1.6kcal/mL）となっている
● 透析導入前用と透析導入後用がある

製品名	kcal/mL	タンパク質(g)	脂質(g)	糖質(g)	浸透圧(mOsm/L)	特徴
食 リーナレンLP	200/125	2	5.6	35	720	タンパク質が少ない(透析導入前用)RTH製剤あり(400kcal/250mL)
食 リーナレンMP	200/125	7	5.6	30	730	中等度のタンパク質(透析導入後用)RTH製剤あり(400kcal/250mL)
食 リーナレンD	200/125	7	5.6	29.8	830	中等度のタンパク質(透析導入後用)電解質がリーナレンLPより多いRTH製剤あり(300kcal/196mLと400kcal/262mL)
食 レナジーbit	150/125	0.9	4.2	31.2	390	タンパク質が少ない(透析導入前用)
食 レナジーU	300/200	9.8	8.4	50.6	470	中等度のタンパク質(透析導入後用)

病態別栄養剤【呼吸不全用】

適応 ● 糖質と比較してCO_2産生が少ない脂質の割合を増やしている

製品名	kcal/mL	タンパク質(g)	脂質(g)	糖質(g)	浸透圧(mOsm/L)	特徴
食 プルモケア-Ex	375/250	15.6	23	26.4	385	糖質減量、脂質増量

病態別栄養剤【周術期用】

適応 ● 免疫増強効果がある栄養素を配合し、術後感染症発生率の低下が期待できる

製品名	kcal/mL	タンパク質(g)	脂質(g)	糖質(g)	浸透圧(mOsm/L)	特徴
食 インパクト	110/125	10.5	4.1	7.8	470	アルギニン・グルタミン強化、術後の感染症減少
食 メイン	200/200	10	5.6	26.6	600	ホエイプロテイン

栗山とよ子：経腸栄養剤の種類と選択．井上善文編，静脈経腸栄養ナビゲータ，照林社，東京，2021：87-101. を参考に作成

82 経腸栄養の投与経路・投与速度・投与量

<経腸栄養の投与経路>

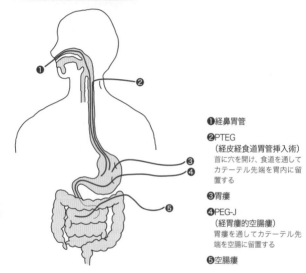

❶経鼻胃管

❷PTEG
（経皮経食道胃管挿入術）
首に穴を開け、食道を通して
カテーテル先端を胃内に留
置する

❸胃瘻

❹PEG-J
（経胃瘻的空腸瘻）
胃瘻を通してカテーテル先
端を空腸に留置する

❺空腸瘻

<経腸栄養を開始時の投与速度と投与量のプロトコル>

☐ 最初はゆっくりから開始し、徐々に増速が基本

☐ 通常はステップ1から開始する

☐ 消化器症状（悪心・嘔吐、腹部膨満、腹痛、下痢）が出ればステップを1
段階戻す

☐ 消化器症状がなければ1〜3日ごとに次のステップに移行する

❶ チューブ先端が胃内の場合（経鼻胃管、PTEG、胃瘻）

★経鼻胃管、PTEGは先端を十二指腸まで留置する場合もある

☐ 基本的には間欠投与だが、持続投与も可能（持続投与の場合は②と同様の方法で行う）

ステップ	経腸栄養剤 (mL)	白湯 (mL)	投与速度 (mL/時)	投与回数 (回/日)	エネルギー量 (kcal)
0	300	100	50	1	300
1	300	100	100	2	600
2	300	100	100	3	900
3	400	100	200	3	1200
4	500	100	200	3	1500
5	600	100	300	3	1800
6	500	100	300	4	2000
7	600	100	400	4	2400

（1kcal/mL の液体栄養剤を使用している場合）

❷ チューブ先端が十二指腸～空腸の場合（PEG-J、空腸瘻）

☐ 基本的には持続投与
☐ 症例によっては200mL/時程度の投与速度や間欠投与も可能

ステップ	経腸栄養剤 (mL)	白湯 (mL)	投与速度 (mL/時)	エネルギー量 (kcal)
0	300	0	25	300
1	300	0	50	300
2	600	100	50	600
3	900	200	75	900
4	1200	250	100	1200
5	1500	300	100	1500
6	1800	300	100	1800
7	2100	400	125	2100
8	2400	500	125	2400

（1kcal/mL の液体栄養剤を使用している場合）

上記表は、日本静脈経腸栄養学会編：コメディカルのための静脈経腸栄養ハンドブック. 南江堂, 東京, 2008：165. より一部改変して転載

入院中の

83 転倒

<即、ドクターコール基準>

☐ バイタルサインの異常、頭蓋内出血・骨折の所見

頭蓋内出血・骨折の所見とハイリスク

	頭蓋内出血	骨折
所見	頭痛増悪、悪心・嘔吐、意識レベル低下、麻痺、痙攣など	• 大腿骨頸部骨折 　→股関節の痛み • 橈骨遠位端骨折 　→手関節の圧痛 • 脊椎圧迫骨折 　→脊椎の叩打痛 • その他、打撲部位の疼痛・腫脹
ハイリスク	• 抗血栓薬使用 　★抗血小板薬、抗凝固薬どちらもリスクは増大する。抗凝固薬はワルファリンよりDOACのほうが多少リスクは低い • APTT45秒以上 • PT-INR1.5以上 • 血小板10万/μL以下	• 骨粗鬆症 　（40歳以上の女性で多い） • ステロイド使用（投与期間3か月以上、投与量PSL換算5mg/日以上（特に7.5mg/日以上）悪性腫瘍の骨転移

ハイリスク薬（商品名）の例

種類	一般名（商品名）
抗血小板薬	• アスピリン（バイアスピリン） • クロピドグレル（プラビックス） • チクロピジン（パナルジン） • シロスタゾール（プレタール）
抗凝固薬	• ワルファリン（ワーファリン）
DOAC （直接作用型経口抗凝固薬）	• リバーロキサバン（イグザレルト） • アピキサバン（エリキュース） • エドキサバン（リクシアナ）

＜初期対応＞

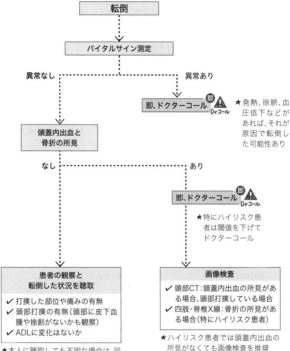

転倒

↓

バイタルサイン測定

異常なし ← → 異常あり

即、ドクターコール 即 Drコール

★発熱、徐脈、血圧低下などがあれば、それが原因で転倒した可能性あり

頭蓋内出血と骨折の所見

なし ← → あり

即、ドクターコール 即 Drコール

★特にハイリスク患者は閾値を下げてドクターコール

患者の観察と転倒した状況を聴取
- ✔ 打撲した部位や痛みの有無
- ✔ 頭部打撲の有無（頭部に皮下血腫や挫創がないかも観察）
- ✔ ADLに変化はないか

★本人に聴取しても不明な場合は、同室者や目撃者からも聴取する（転倒の状況や大きな音はしなかったかなど）

画像検査
- ✔ 頭部CT：頭蓋内出血の所見がある場合、頭部打撲している場合
- ✔ 四肢・脊椎X線：骨折の所見がある場合（特にハイリスク患者）

★ハイリスク患者では頭蓋内出血の所見がなくても画像検査を推奨
★認知症やせん妄などで頭部打撲の有無や痛みなどが十分に評価できない場合は、閾値を下げて検査する

軽微な転倒（どこも打撲していない）で看護師が目撃しているような場合は、医師に報告して経過観察でもよいが、そうでなければ医師の診察が望ましい

トラブル

83
転倒

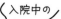

84 せん妄 入院中の

＜せん妄が疑われる症状がある＞

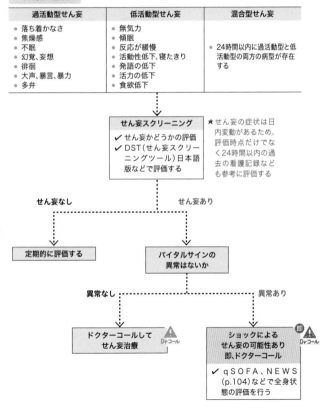

せん妄の症状

過活動型せん妄	低活動型せん妄	混合型せん妄
● 落ち着かなさ ● 焦燥感 ● 不眠 ● 幻覚、妄想 ● 徘徊 ● 大声、暴言、暴力 ● 多弁	● 無気力 ● 傾眠 ● 反応が緩慢 ● 活動性低下、寝たきり ● 発語の低下 ● 活力の低下 ● 食欲低下	● 24時間以内に過活動型と低活動型の両方の病型が存在する

せん妄スクリーニング

✓ せん妄かどうかの評価
✓ DST（せん妄スクリーニングツール）日本語版などで評価する

★ せん妄の症状は日内変動があるため、評価時点だけでなく24時間以内の過去の看護記録なども参考に評価する

せん妄なし

せん妄あり

定期的に評価する

バイタルサインの異常はないか

異常なし

異常あり

ドクターコールしてせん妄治療
Dr.コール

ショックによるせん妄の可能性あり即、ドクターコール
即 Dr.コール

✓ qSOFA、NEWS（p.104）などで全身状態の評価を行う

せん妄のスクリーニング・ツール（DST）

A：意識・覚醒・環境認識のレベル

現実感覚

夢と現実の区別がつかなかったり、ものを見間違えたりする。例えば、ゴミ箱がトイレに、寝具や点滴のビンがほかのものに、さらに天井のシミが虫に見えたりするなど
①ある　②なし

活動性の低下

話しかけても反応しなかったり、会話や人とのやりとりがおっくうそうに見えたり、視線を避けようとしたりする。一見すると「うつ状態」のように見える
①ある　②なし

興奮

ソワソワして落ち着きがなかったり、不安な表情を示したりする。あるいは、点滴を抜いてしまったり、興奮し暴力をふるったりする。ときに、鎮静処置を必要とすることがある
①ある　②なし

気分の変動

涙もろかったり、怒りっぽかったり、焦りやすかったりする。あるいは、実際に泣いたり、怒ったりするなど感情が不安定である
①ある　②なし

睡眠－覚醒のリズム

日中の居眠りと夜間の睡眠障害などにより、昼・夜が逆転していたり、あるいは、1日中、明らかな傾眠状態にあり、話しかけても、ウトウトしていたりする
①ある　②なし

妄想

最近新たに始まった妄想（誤った考えを固く信じている状態）がある。例えば、家族や看護師がいじめる、医者に殺されるなどと言ったりする
①ある　②なし

幻覚

幻覚がある。現実にはない声や音が聞こえる。実在しないものが見える。現実的にはありえない、不快な味やにおいをút感じる（口がにつもにがい・しぶい・イヤなにおいがするなど）。体に虫が這っているなどと言ったりする
①ある　②なし

B：認知の変化

見当識障害

見当識（時間・場所・人物などに関する認識）障害がある。例えば、昼なのに夜だと思ったり、病院にいるのに、自分の家だと言うなど、自分がどこにいるかわからなくなったり、看護スタッフを孫だと言うなど、身近な人の区別がつかなかったりするなど
①ある　②なし

記憶障害

最近、急激に始まった記憶の障害がある。例えば、過去の出来事を思い出せない、さっき起こったことも忘れるなど
①ある　②なし

C：症状の変動

現在の精神症状の発症パターン

現在ある精神症状は、数日～数週間前に急激に始まった。あるいは急激に変化した
①ある　②なし

症状の変動制

現在の精神症状は、1日の内でも出たり引っ込んだりする。例えば、昼頃は精神症状や問題行動もなく過ごすが、夕方～夜間にかけて悪化するなど
①ある　②なし

せん妄の可能性あり

検査方法

1）最初に、「A：意識・覚醒・環境認識のレベル」について、上から下へ「①ある　②なし」についてすべての項目を評価する

2）次に、もし、A列において、1つでも「①ある」と評価された場合「B：認知の変化」についてすべての項目を評価する

3）次に、もし、B列において、1つでも「①ある」と評価された場合「C：症状の変動」についてすべての項目を評価する

4）「C：症状の変動」のいずれかの項目で「①ある」と評価された場合は「せん妄の可能性あり」、直ちに、精神科にコンサルトする

★注意：このツールは、患者面接や病歴聴取、看護記録、さらに家族情報などによって得られる全情報を用いて評価する。さらに、せん妄の症状は、1日のうちでも変動するため、少なくとも24時間を振り返って評価する

患者さん氏名　　　　　　　　様（男・女）（年齢　歳）
身体疾患名（　　　　　　　　　　　　　　　　　　）
検査年月日　　　　年　　　　月　　　　日

町田いづみ：精神神経医学　せん妄スクリーニングツール．医学のあゆみ 2004；211(9)；896．より転載

❶ せん妄の「直接因子」と「促進因子」を除去する

- せん妄は「直接因子」「準備因子」「促進因子」の３つが重なり合って発症する
- ★「直接因子」はせん妄の直接的な原因、「準備因子」は患者が持っているリスク因子、「促進因子」はせん妄が起こりやすい状況

せん妄の原因

直接因子
✔ **身体的原因** 感染(発熱)、脱水、低酸素、電解質異常、貧血、手術侵襲、脳血管障害、臓器不全など
✔ **薬剤原因** ベンゾジアゼピン系・非ベンゾジアゼピン系睡眠薬、抗不安薬、抗コリン薬、ステロイド、オピオイド、抗ヒスタミン薬、H2ブロッカーなど

準備因子		促進(誘発)因子
✔ 高齢(70歳以上) ✔ 認知症・認知機能低下 ✔ アルコール多飲 ✔ せん妄の既往	✔ 脳の疾患や既往(脳梗塞など) ✔ ベンゾジアゼピン系睡眠薬・抗不安薬の内服	✔ **身体的苦痛** 疼痛、絶食、不眠、難聴、視力障害、安静臥床、ルート類の拘束感など ✔ **環境の変化** 入院、ICU、病棟や病室の移動・騒音・明るさなど ✔ **心理的ストレス** 不安、恐怖、孤独など

せん妄

❷ 非薬物療法 ★これが一番大事

認知機能や見当識障害への対策	● カレンダーや時計の設置 ● 日時や場所、入院の目的を伝える	● 自己紹介とスケジュールの説明 ● 使い慣れた日用品の使用
身体要因への対策	● 脱水、低栄養、便秘の改善 ● 疼痛評価とコントロール	● ベンゾジアゼピン系睡眠薬、向精神薬の併用への対処
不動化への対策	● 早期離床 ● 日中の可動域訓練	● リハビリテーション ● 点滴やチューブ類の早期抜去
視覚障害や聴力障害への対策	● 普段使用している眼鏡、補聴器の使用 ● 大きな声でゆっくりとわかりやすい言葉で話しかける	● ナースコールは見えやすく手の届きやすい場所に設置
睡眠障害への対策	● 昼夜のリズムを整えるための照明の調節 ● 騒音対策 ● 夜間の医療行為を避ける	● 睡眠を妨げない投薬(利尿薬は日中に投与など) ● 日中の睡眠や午睡しないための刺激や面会

日本総合病院精神医学会せん妄指針改訂班編：せん妄の臨床指針 増補改訂（せん妄の治療指針第2版. 星和書店、東京、2015：44-45. より引用

❸ 薬物療法　★薬物療法は第一選択ではない

興奮を鎮める薬 ※原則、不穏時頓服として興奮時のみに使用	（準備因子の） 不眠に対する薬
ハロペリドール／クエチアピン／ペロスピロン／オランザピン／リスペリドン	ラメルテオン／スボレキサント／レンボレキサント／トラゾドン塩酸塩／ミアンセリン塩酸塩／抑肝散エキス

不穏に使用する「興奮を鎮める薬」の特徴

一般名 （商品名）	ハロペリドール （セレネース）	クエチアピン （セロクエル）	リスペリドン （リスパダール）	ペロスピロン （ルーラン）	オランザピン （ジプレキサ）
抗幻覚妄想作用	＋＋＋	＋＋	＋＋＋	＋＋	＋＋
睡眠作用	＋	＋＋	＋	＋	＋＋
呼吸抑制	－	－	－	－	－
血圧低下	＋	＋	＋	＋	＋
錐体外路症状	＋＋＋	＋	＋＋	＋〜＋＋	＋
耐糖能異常	－	＋＋＋	＋＋	＋	＋＋＋
その他特徴	唯一注射薬がある 致死性不整脈の副作用がある	糖尿病には禁忌	液剤で飲ませやすい	効き目がマイルドなので高齢者に使いやすい	糖尿病には禁忌

［作用の大きさ］＋＋＋：大　＋＋：中　＋：小　無：－

せん妄治療でよく使われる薬

ハロペリドール（セレネース）
頻用される理由：投与方法が複数ある（静脈内注射、筋肉注射、経口投与）

投与後の血中濃度ピークに達するまでの時間
- 静脈内投与：数分後
- 経口投与：60〜90分後
- 筋肉注射：30〜40分後

半減期：12〜36時間

★半減期が長く催眠作用が弱いため、不眠時に投与すると過量投与になってしまい、翌日に過鎮静を招くことがある

副作用
- 心室性不整脈
★セレネース（1A 5mg）35mg/日の投与までは心室性不整脈の出現はまれである。静脈内投与によりQT延長が指摘されているため、投与前に心電図を確認しておく必要がある
- 錐体外路症状：手のふるえ、身体のこわばり、つっぱり

85 経鼻胃管の事故抜去

入院中の

＜即、ドクターコール基準＞

☐ 栄養剤を誤嚥している可能性がある場合
☐ インスリン投与中
☐ 減圧目的の経鼻胃管

＜初期対応＞ ★「栄養目的」か「減圧目的」かで対応は異なる

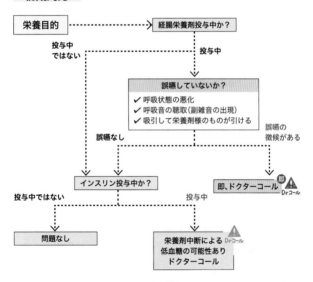

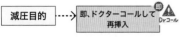

★イレウス・腸閉塞：消化液がドレナージできず病態悪化の恐れ
★上部消化管術後：吻合部に圧がかかり縫合不全の恐れ

86 胃瘻カテーテルの事故抜去

入院中の

＜即、ドクターコール基準＞

□ 栄養目的でも減圧目的でも緊急

□ 胃瘻造設後３週間は特に緊急対応を要する

★ 胃瘻造設後３週間以内は瘻孔が完成していないため、胃内容物が腹腔内に流れて腹膜炎となる恐れがある。ただし最近は胃壁と腹壁を固定していることが多く、３週間以内であっても腹膜炎を起こしづらくなっている

＜初期対応＞

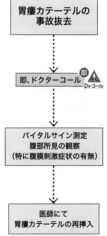

胃瘻カテーテルの
事故抜去

↓

即、ドクターコール　即 Drコール

↓

バイタルサイン測定
腹部所見の観察
（特に腹膜刺激症状の有無）

↓

医師にて
胃瘻カテーテルの再挿入

★ 瘻孔は数時間で縮小し、24時間で閉鎖するため、すみやかに再挿入する

★ 胃瘻カテーテルをすぐに入手できない場合は、12-14Frのネラトンや膀胱留置カテーテルを５cmほど挿入する

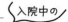

87 各種ドレーン事故抜去時の対応

	どんな危険があるか？	抜去時の対応	抜去後の観察ポイント
腹腔ドレーン	● 無理やり抜いたことによる出血・臓器損傷が起こり得る	● 抜去部には清潔ガーゼを当てておき、即、ドクターコール ● 抜かれたドレーンに破損はないかを確認する	● バイタルサイン ● 腹膜刺激症状の有無 ● 抜去部からの排液（出血や消化液の流出はないか）
胸腔ドレーン	● 胸腔内は陰圧であるため、抜去部から空気が流入し、気胸になる恐れがある ● 特に人工呼吸管理中の場合は、陽圧換気のため気胸の急激な増悪（緊張性気胸）になる恐れがある	● 抜去部を滅菌ガーゼで圧迫し、即、ドクターコール（ただし人工呼吸管理中の場合は刺入部を閉鎖すると胸腔内圧が上昇し、緊張性気胸となりやすいため閉鎖しない） ● 抜かれたドレーンに破損はないかを確認する	● バイタルサイン ● 呼吸状態の悪化 ● 呼吸音の左右差 ● 皮下気腫の有無
心嚢ドレーン	● ドレーン排液が多い心嚢ドレーンの場合は心タンポナーデになる恐れがある ● 抜去時にドレーンが心臓を刺激し、心室性期外収縮→心室細動となることがある	● 抜去部は清潔ガーゼで圧迫し、即、ドクターコール ● 抜かれたドレーンに破損はないかを確認する	● バイタルサイン ● 心電図波形（不整脈は出現していないか）
脳室・脳槽ドレーン	● 必要なドレナージができないことによる水頭症となる恐れがある ● 頭部挙上している場合、頭蓋内が陰圧になる空気を引き込み、空気中の細菌が入ることにより髄膜炎となる恐れがある	● ベッドをフラットにする（頭蓋内を陰圧にしないため） ● 抜去部を清潔ガーゼで圧迫し、即、ドクターコール ● 抜かれたドレーンに破損はないかを確認する	● バイタルサイン ● 頭蓋内圧亢進症状（意識障害、頭痛、嘔吐など）
イレウス管	● バルーンを拡張したまま事故抜去となった場合は消化管穿孔を起こす恐れがある ● 必要なドレナージができないことによるイレウス・腸閉塞の増悪	● 即、ドクターコール ● 途中まで抜かれた場合は、そのままの位置で固定し、ドクターコール抜かれたイレウス管に破損はないかを確認する	● バイタルサイン ● 腹膜刺激症状の有無 ● イレウス・腸閉塞症状の有無
膀胱留置カテーテル	● バルーンを拡張したまま事故抜去となった場合は尿道損傷を起こす恐れがある（特に男性）	● ドクターコール ● 抜かれたカテーテルに破損はないかを確認する	● バイタルサイン ● 排尿困難（尿閉）、血尿（尿道出血）の有無
腎瘻・膀胱瘻のカテーテル	● バルーンで固定している場合は、瘻孔損傷による出血をきたす可能性がある ● 造設直後は数時間で瘻孔が塞がる	● 即、ドクターコール ● 抜去部を滅菌ガーゼで保護しておく ● 抜かれたカテーテルに破損はないかを確認する	● バイタルサイン ● 抜去部からの出血や疼痛の有無

88 気管切開カニューレの事故抜去

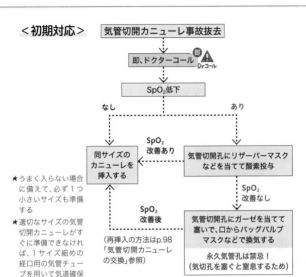

＜初期対応＞

気管切開カニューレ事故抜去

即、ドクターコール

SpO₂低下

なし　　　　　　　　　　　　　　　　　**あり**

SpO₂改善あり

同サイズのカニューレを挿入する ← 気管切開孔にリザーバーマスクなどを当てて酸素投与

SpO₂改善なし

SpO₂改善後

（再挿入の方法はp.98「気管切開カニューレの交換」参照）

気管切開孔にガーゼを当てて塞いで、口からバッグバルブマスクなどで換気する

永久気管孔は禁忌！
（気切孔を塞ぐと窒息するため）

★うまく入らない場合に備えて、必ず1つ小さいサイズも準備する

★適切なサイズの気管切開カニューレがすぐに準備できなければ、1サイズ細めの経口用の気管チューブを用いて気道確保を行い、呼吸を保つ方法もある

★永久気管孔の場合は、バッグバルブマスクに小児用蘇生マスクを装着する（なければ成人用でも可）

ここに注意！

気管切開術後1週間以内
● 切開部の皮膚がすぐに気管切開孔を覆ってしまい、気管切開孔が確認しにくい状況になることもある。その際には、肩枕をしっかりと置いて頸部を伸展し、気管切開孔が確認しやすくなるように体位を整える

気管切開術後早期（およそ2週間以内）
● 気管切開カニューレの逸脱・迷入が起こりやすいため、特に事故抜去に注意する
● 患者移動時や体位変換時は、気管切開カニューレに直接張力がかかる人工呼吸器回路や接続器具を可能な限り外して実施するように心がける

入院中の

89 予期せぬ死亡時の対応

医療事故が発生した場合は、すみやかに医療事故調査を行わなければならない(医療法6条11)

> **医療事故とは…**
>
> 「医療に起因した予期せぬ死亡」(医療に何らかの問題があったために、死亡すると予測していなかった患者が死亡)のことをいう

> **医療事故が疑われた場合…**
>
> 現場の看護師が行うべきことは、「現場保全」と「詳細な記録」

- -

<現場保全> ★看護管理者や医療安全管理者等の指示のもとで行う

❶ 遺体の保全
- 指示があるまでチューブ類を抜去せず、死後の処置も行わない

❷ 生体情報モニター　★これが一番大事！！
- 指示があるまで退床させない(退床すると履歴が消去される機種があるため)
- 急変前後の心電図波形やバイタルサインの履歴を印刷・保存しておく

❸ 医療機器
- 人工呼吸器、輸液ポンプ・シリンジポンプなどもそのままの状態で保存しておくことが望ましい。難しければメモや画像で死亡時の状況や設定条件等を残しておく

❹ 薬剤
- 人工呼吸器、輸液ポンプ・シリンジポンプなどもそのままの状態で保存しておくことが望ましい。難しければメモや画像で死亡時の状況や設定条件等を残しておく

❺ 血液・尿検体

- 医療事故の可能性があれば、必要に応じて採取する（遺族の同意が必要）

❻ その他

- 部屋の状況、ゴミ類、出血量がわかるもの（衣類、シーツ、ガーゼ等）なども保存・保管する

··

＜詳細な記録＞　★看護記録も医療事故調査の重要な資料となるため、できるだけ詳細に記録を行う

❶ 時刻は正確に

- 院内の基準時間で正確に記録する
- モニターや医療機器の時刻が基準時間と合っているかも確認しておく

❷ 事実だけを客観的に記録する
※以下のようなことは書かないこと

- 根拠が明確でない
- 推測や予測
- 感情的表現
- 自己弁護的反省文や責任転嫁

❸ 患者・家族への説明内容

- いつ、誰が、誰に、どのような説明をしたのかを具体的に記録する
- 同席した患者家族や医療従事者名も記録する
- 患者家族の訴えは解釈を加えず、発言をそのまま記録する

❹ 記録の修正はできるだけ行わない

- 電子カルテの場合は修正履歴が残るが、修正箇所が多いと不自然な印象を与える
- 修正する場合は修正理由を記載する

参考
日本看護協会：医療に起因する死亡又は死産が発生した際の対応. 平成27年
https://www.nurse.or.jp/nursing/practice/anzen/structure/pdf/jikocho/iryoujiko-a4.pdf
（2023.4.1 アクセス）

トラブル

89　予期せぬ死亡時の対応

90 脊髄くも膜下麻酔(脊椎麻酔)の合併症

合併症	症状	対処方法
高位脊髄 くも膜下麻酔 (麻酔レベルがT4 を超える)	呼吸抑制: 息苦しい・声が出ない・咳が出ない 循環虚脱: 血圧低下(交感神経遮断)・徐脈(心臓枝まで遮断)	● 麻酔レベルが確定するまで15〜60分。術中の麻酔レベルの低下を考慮し、少し高い範囲まで麻酔を効かせる。手術時間が短い場合は、病棟帰室後に麻酔レベルが上がる恐れがある ● デルマトームを用いて麻酔レベルを観察する ● 左記のような症状があれば、BVMによる呼吸補助と昇圧薬による循環の維持に努める
頭痛 (PDPH:硬膜穿刺後頭痛)	頭痛、悪心・嘔吐、肩こり、眼症状(羞明、複視、かすみ目など)、耳鳴り、めまい、難聴など	● 穿刺針が太いほど起こりやすい ● 脊麻後5日以内に発症し、1週間以内に消失することが多い ● 座位・立位で増悪し、臥位で軽快する ● 治療:ベッド上安静→エビデンスなし、水分補給→エビデンスなし、硬膜外自己血パッチ(EBP)→日本では少ない
一過性 神経症状 (TNS)	腰痛(臀部や下肢に放散痛を伴う)	● 明確な機序は不明だが、局所麻酔薬の神経毒性が原因の1つとされており、神経損傷がなくても起こり得る ● リドカイン4〜37%、ブピバカイン0.7〜1.3%とリドカインで多い ● 脊麻後12〜36時間後に発生し1週間以内(多くは3日以内)に自然治癒する ● 痛みにはNSAIDsが効果的
馬尾症候群 (CES)	腰痛、排尿障害、臀部や陰部・膀胱・直腸の感覚障害・下肢運動障害など	● 馬尾神経は局所麻酔薬による神経毒性に脆弱 ● TNSとの違いは運動障害や膀胱直腸障害を認めることや、症状が長期化する場合や不可逆的な場合がある ● 痛みが強くNSAIDsで鎮痛が困難な場合には、オピオイドやプレガバリン(リリカ)などが有効 ● 運動障害が長期化することを念頭に入れて理学療法の介入を検討

麻酔レベル　皮膚分節(デルマトーム)を指標に、どこまで区域麻酔の効果が出現しているか(残っているか)を確認する

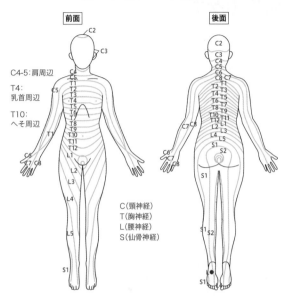

C4-5:肩周辺

T4:
乳首周辺

T10:
へそ周辺

| 前面 | 後面 |

C(頸神経)
T(胸神経)
L(腰神経)
S(仙骨神経)

麻酔レベルを確認する方法

コールドサインテスト

アルコール綿などを皮膚に当てて冷たいかどうかを確認する

ピンプリックテスト

やや鋭利なもの(アルコール綿のパッケージの角)などでチクチクするかどうかを確認する

テスト実施のポイント

❶ 同じ刺激で行う
❷ 時間経過を観察する
❸ 必ず両側で確認する(左右差が生じる場合もあるため)

91 死後のケア

<必要物品>

□ 個人防護具(PPE):使い捨て手袋、ビニールエプロン、
　ゴーグルなど

□ 口腔ケア、全身清拭、洗髪、陰部洗浄、髭剃りに必要な物品

□ 着替え用衣類

□ 尿取りパッド または おむつ

□ 化粧品

□ 体液漏れ防止剤、シリンジ式高分子吸収剤など

□ 白布、シーツ

- -

<手順>

❶ 死亡確認後、遺族にお悔やみの言葉をかけ、ご遺体に一礼する

　例)「心よりお悔やみ申し上げます」

❷ 遺族に声をかけ、患者に装着していた酸素マスク、輸液ルートなどの機器類を外し、寝衣、布団を整える

　例)患者に「よく頑張られましたね」などと声をかけながら外す

❸ 遺族だけのお別れの時間をつくる

　★遺族に未到着の人の有無を確認し、死後のケアを行う時間、着替え用の衣類の準備、ケアへの参加について相談する

　例)「ゆっくり皆様だけでお過ごしください。少し落ち着かれましたら○さんの体拭きや着替えなどを行わせていただきますので、また声をかけさせていただきますね。その際に着せてあげたい洋服などはございますか?」

❹ 死後のケアを行う

　例)「もしよければ娘さんもご一緒にお母様の体拭きなどをされませんか?　お母様も喜ばれると思います」

　★ケアを一緒に行うか、ケアの際は病室にいるかどうか、遺族の希望を伺う

　★入院中の話や昔話などをしながら家族と一緒にできれば、グリーフケアになる

死後のケア

① PPEを装着する

② ケアを始める前にご遺体に一礼し、掛け物を外す

③ 目を閉じる

④ 口腔ケア、全身清拭、洗髪、陰部洗浄、髭剃りなどを行う

⑤ 体液漏出が持続する場合には、体液漏れ防止剤、シリンジ式高分子
吸収剤のゲルを注入する（必ずしも行う必要はないが、体液漏出の
可能性について遺族に説明しておく）

　★シリンジの吸収剤は鼻腔や咽頭、肛門などに注入する

　★漏出防止で耳孔に綿球、口腔内にガーゼを入れる場合もある（口腔内の
　ガーゼはフェイスラインを整える目的で使用されることもある）

⑥ 衣類を着せる

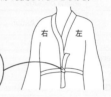

　★便排出の可能性があるため、
　下着に尿取りパッドの装着あ
　るいはおむつを着用する

　★和式の衣類の場合、右側の身
　頃が上にくるようにして、紐
　は縦結びとする（実施しない
　こともある）

⑦ 口が閉じない場合は、枕を高くして顎を引くようにするか、顎の下
に小さく巻いたタオルを当てておく

⑧ エンゼルメイクを行う（顔の保湿を行った後に薄化粧をする）

⑨ 両手を自然に体の上に置くか、横に添える

⑩ 必要時には顔に白布、体にシーツをかける

❺ 遺族に終了したことを伝え面会を促し、所持品の整理をしてもらう

92 各診療科の略語

＜循環器＞

略語	フルスペル	和訳
AAA	abdominal aortic aneurysm	腹部大動脈瘤
ACS	acute coronary syndromes	急性冠症候群
AMI	acute myocardial ischemia	急性心筋梗塞
ALI	acute limb ischemia	急性下肢虚血
AP	angina pectoris	狭心症
AR	aortic regurgitation	大動脈弁閉鎖不全症／大動脈弁逆流症
AS	aortic stenosis	大動脈弁狭窄症
Asynergy		壁運動異常
BMS	baremetal stent	ベアメタルステント
CABG	coronary artery bypass grafting	冠動脈バイパス術
CAG	coronary angiography	冠動脈造影検査
CHF	chronic heart failure	慢性心不全
CLTI	chronic limb-threatening ischemia	包括的高度慢性下肢虚血
DCM	dilated cardio myopathy	拡張型心筋症
DES	drug eluting stent	薬剤溶出性ステント
DVT	deep vein thrombosis	深部静脈血栓症
EVAR	endovascular aneurysm repair	腹部大動脈ステントグラフト内挿術
EVT	endovascular therapy	血管内治療
H(O)CM	hypertrophic (obstructive) cardiomyopathy	(閉塞性)肥大型心筋症
IE	infective endocarditis	感染性心内膜炎
IVUS	intravascular ultrasound	血管内超音波
LEAD	lower extremity artery disease	下肢(閉塞性)動脈疾患
(LV)EF	left ventricle ejection fraction	(左室)駆出率
MR	mitral regurgitation	僧帽弁閉鎖不全症/僧帽弁逆流症

MS	mitral stenosis	僧帽弁狭窄症
NSTEMI	non ST segment elevation myocardial infarction	非ST上昇型急性心筋梗塞
OCT	optical coherence tomography	光干渉断層法
OMI	old myocardial infarction	陳旧性心筋梗塞
PCI	percutaneous coronary intervention	経皮的冠動脈インターベンション
PH	pulmonary hypertension	肺高血圧
POBA	plain old balloon angioplasty	経皮的バルーン血管形成術
PTE	pulmonary thromboembolism	肺血栓塞栓症
STEMI	ST segment elevation myocardial infarction	ST上昇心筋梗塞
TAA	thoracic aortic aneurysm	胸部大動脈瘤
TAVI	transcatheter aortic valve implantation	経カテーテル大動脈弁植え込み術
TEE	transesophageal echocardiography	経食道心エコー
TEVER	thoracic endo vascular aortic repair	胸部大動脈ステントグラフト内挿術
UAP	unstable angina pectoris	不安定狭心症
UEAD	upper extremity artery disease	上肢(閉塞性)動脈疾患

<消化器>

略語	フルスペル	和訳
APC	algon plasma coaglation	アルゴンプラズマ凝固
APR	abdominoperineal resection	腹会陰式直腸切除術
B-RTO	baloon occluded retrograde transvenous obliteration	バルーン下逆行性経静脈的塞栓術
CD	crohn's disease	クローン病
DGE	delayed gastric emptyin	胃排泄遅延
EBD	endoscopic biliary drainage	内視鏡的胆道ドレナージ
EIS	endoscopic injection sclerotherapy	内視鏡的硬化療法
EMR	endoscopic mucosal resection	内視鏡的粘膜切除術
ENBD	endoscopic nasobiliary drainage	内視鏡的経鼻胆管ドレナージ

ERBD	endoscopic retrograde biliary drainage	内視鏡的逆行性胆管ドレナージ
ERCP	endoscopic retrograde cholangiopancreatography	内視鏡的逆行性胆管膵管造影
ESD	endoscopic submucosal dissection	内視鏡的粘膜下層剥離術
EST	endscopic spincterotomy	内視鏡的乳頭括約筋切開術
EUS	endoscopic ultrasonography	超音波内視鏡
EUS-FNA	endscopic ultrasound-guided fine needle aspiration	超音波内視鏡ガイド下穿刺吸引
EVL	endoscopic variceal ligation	内視鏡的静脈瘤結紮術
GER	gastro esophageal reflux	胃食道逆流
GIST	gastrointestinal stromal tumor	消化管間質腫瘍
HCC	hepatocellular carcinoma	肝細胞癌
IAA	ileal pouch anal anastomosis	回腸囊肛門吻合
IACA	ileal pouch anal canal anastomosis	回腸囊肛門管吻合
IBD	inflammatory bowel disease	炎症性腸疾患
IBS	irritable bowel syndrome	過敏性腸症候群
ICG	indocyanine green	インドシアニングリーン試験
IMA	inferior mesenteric artery	下腸間膜動脈
IMV	inferior mesenteric vein	下腸間膜静脈
ISR	intersphincteric resection	内肛門括約筋切除術
LAR	low anterior resection	低位前方切除術
LC	laparoscopic cholecystectomy	腹腔鏡下胆囊摘出術
LC	liiver cirrhosis	肝硬変
LDG	laparosopic distal gastrectomy	腹腔鏡下幽門側胃切除術
LPG	laparoscopic proximal gastrectomy	腹腔鏡下噴門側胃切除術
LTG	laparoscopic total gastrectomy	腹腔鏡下胃全摘術
MRCP	magnetic resonance cholangiopancreatography	MR胆管膵管造影
NOMI	non occlusive mesenteric ischemia	非閉塞性腸管虚血

PD	pancreaticoduodenectomy	膵頭十二指腸切除術
PEG	percutaneous endoscopic gastrostomy	経皮内視鏡的胃瘻造設術
PEG-J	percutaneous endoscopic gastro-jejunostomy	経胃瘻的空腸瘻
PEIT	percutaneous ethanol injection therapy	経皮的エタノール注入療法
PPPD	pylorus-preserving pancreaticoduodenectomy	幽門輪温存膵頭十二指腸切除術
PTAD	percutaneous transhepatic abscess drainage	経皮経肝膿瘍ドレナージ
PTCD	percutaneous transhepatic cholangio drainage	経皮経肝胆管ドレナージ
PTEG	percutaneous trans-esophageal gastro-tubing	経皮経食道胃管挿入術
PTGBA	percutaneous transhepatic gallbladder aspiration	経皮経肝胆嚢吸引穿刺法
PTGBD	percutaneous transhepatic gallbladder drainage	経皮経肝胆嚢ドレナージ
RFA	radiofrequency ablation	経皮的ラジオ波焼灼療法
SMA	superior mesenteric artery	上腸間膜動脈
SMV	superior mesenteric vein	上腸間膜静脈
SSPPD	subtotal stomach-preserving pancreaticoduodenectomy	亜全胃温存膵頭十二指腸切除術
TACE	transcatheter arterial chemo-embolization	肝動脈化学塞栓療法
TAE	transcatheter arterial embolization	肝動脈塞栓術
TPE	total pelvic exenteration	骨盤内臓器全摘術
UC	ulcerative colitis	潰瘍性大腸炎

<呼吸器>

略語	フルスペル	和訳
BA	bronchial asthma	気管支喘息
BAL	bronchoalveolar lavage	気管支肺胞洗浄
BALF	bronchoalveolar lavage fluid	気管支肺胞洗浄液

略語	フルスペル	和訳
COPD	chronic obstructive pulmonary disease	慢性閉塞性肺疾患
EBUS	endobronchial ultrasound	超音波気管支鏡
ICS	inhaled corticosteroid	吸入ステロイド
IIPs	idiopathic interstitial pneumonias	特発性間質性肺炎
IP	interstitial pneumonia	間質性肺炎
IPF	idiopathic pulmonary fibrosis	特発性肺線維症
LABA	long acting β_2 agonist	長時間作用性β_2刺激薬
LAMA	long-actng anti-muscarinic agent	長時間作用性抗コリン薬
pMDI	pressurized metered dose inhaler	加圧式定量噴霧式吸入器
SABA	short acting β_2 agonist	短時間作用性β_2刺激薬
SBL	surgecal lung biopsy	外科的肺生検
TBB	transbronchial biopsy	経気管支生検
TBNA	transbronchial needle aspiration	針生検
TBLB	transbronchial lung biopsy	経気管支肺生検
VATS	video-assisted thoracic surgery	胸腔鏡下手術

＜脳神経＞

略語	フルスペル	和訳
AEDH	acute epidural hematoma	急性硬膜外血腫
ASDH	acute subdural hematoma	急性硬膜下血腫
AtoA	artery to artery embolism	動脈原性脳塞栓症
AVM	arteriovenous malformation	脳動静脈奇形
CAS	carotid artery stenting	頸動脈ステント留置術
CEA	carotid endarterectomy	頸動脈内膜剥離術
CI	cerebral infarction	脳梗塞
CSDH	chronic subdural hematoma	慢性硬膜下血腫
CVD	cerebral vascular disorder	脳血管障害
GKS	gamma knife surgery	ガンマナイフ

ICH	cerebral hemorrhage, intracranial hemorrhage	脳内出血
SAH	subarachnoid hemorrhage	クモ膜下出血
SDH	subdural hematoma	硬膜下血腫
TIA	transit ischemic attack	一過性脳虚血

<腎・泌尿器>

略語	フルスペル	和訳
AKI	acute kidney injury	急性腎障害
BPH	benign prostatic hyperplasia	前立腺肥大
CG	cystography	膀胱造影
CGN	chronic glomerulonephritis	慢性糸球体腎炎
CI(S)C	clean intermittent (self) catheterization	清潔間欠(自己)導尿
CKD	chronic kidney disease	慢性腎臓病
CVP	contact laser vaporization of the prostate	接触式レーザー前立腺蒸散術
DIP	drip infusion pyelography	点滴(静注)腎盂造影
ESWL	extracorporeal shock wave lithotripsy	体外衝撃波砕石術
KUB	kidney ureter bladder	腎臓・尿管・膀胱単純撮影
MCNS	minimal change nephrotic syndrome	微小変化型ネフローゼ症候群
PNL	percutaneous nephron (uretero) lithotripsy	経皮的腎(尿管)砕石術
PNS	percutaneous nephrostomy	経皮的腎瘻術
RAPN	robotic-assisted laparoscopic partial nephrectomy	ロボット支援腹腔鏡下腎部分切除術
RARC	robot-assisted laparoscopic radical cystectomy	ロボット支援腹腔鏡下膀胱全摘除術
RARP	robotic-assisted laparoscopic radical prostatectomy	ロボット支援腹腔鏡下前立腺全摘除術
RCC	renal cell carcinoma	腎細胞癌
RP	retrograde pyelography	逆行性腎盂造影
RPGN	rapidly progressive glomerulonephritis	急速進行性糸球体腎炎

略語	フルスペル	和訳
TUL	transurethral ureterolithotripsy	経尿道的尿管砕石術
TUR	transurethral resection	経尿道的切除術
TURBT	transurethral resection of the bladder tumor	経尿道的膀胱腫瘍切除術
TURP	transurethral resection of the prostate	経尿道的前立腺摘除術
TVP	transurethral electrovaporization of the prostate	経尿道的前立腺電気蒸散術
UTI	urinary tract infection	尿路感染症
VUR	vesicoureteral reflux	膀胱尿管逆流症

＜血液内科＞

略語	フルスペル	和訳
AA	aplastic anemia	再生不良性貧血
ALCL	anaplastic large cell lymphoma	未分化大細胞リンパ腫
ALL	acute lymphoblastic leukemia	急性リンパ性白血病
AML	acute myelogenous leukemia	急性骨髄性白血病
APL	acute promyelocytic leukemia	急性前骨髄球性白血病
ATL	adult T-cell leukemia	成人T細胞白血病
BMT	bone marrow transplant	骨髄移植
CBT	cord blood transplantation	臍帯血移植
CLL	chronic lymphocytic leukemia	慢性リンパ性白血病
CML	chronic myelogenous leukemia	慢性骨髄性白血病
CMML	chronic myelomonocytic leukemia	慢性骨髄単球性白血病
DLBCL	diffuse large B-cell lymphoma	びまん性大細胞型 B 細胞リンパ腫
GVHD	graft-versus-host disease	移植片対宿主病
HL	hodgkin lymphoma	ホジキンリンパ腫
IVL	intravascular lymphoma	血管内リンパ腫
JMML	juvenile myelomonocytic leukemia	若年性骨髄単球性白血病
MDS	myelodysplastic syndrome	骨髄異形成症候群

MF	myelofibrosis	骨髄線維症
MM	multiple myeloma	多発性骨髄腫
NHL	non-hodgkin lymphoma	非ホジキンリンパ腫
PBSCT	peripheral blood stem cell transplant	末梢血幹細胞移植
PMLBL	primary mediastinal large B-cell lymphoma	縦隔原発大細胞性 B 細胞性リンパ腫
PTCL	peripheral T-cell lymphoma	末梢性T細胞リンパ腫

＜整形外科＞

略語	フルスペル	和訳
ACL	anterior cruciate ligament	前十字靭帯
AKO	around the knee ostetomy	膝周囲骨切り術
BHA	bipolar hip arthroplasty	人工骨頭置換術
CDH	cervical disc herniation	頸椎椎間板ヘルニア
CRPS	complex regional pain syndrome	複合性局所疼痛症候群
HTO	high tibial osteotomy	高位脛骨骨切り術
LCL	lateral collateral ligament	外側側副靭帯
LDH	lumbar disc herniation	腰椎椎間板ヘルニア
LSCS	lumbar spinal canal stenosis	腰部脊柱管狭窄症
MCL	medial collateral ligament	内側側副靭帯
OA	osteoarthritis	変形性関節症
OPLL	ossification of posterior longitudinal ligament	後縦靭帯骨化症
ORIF	open reduction and internal fixation	観血的整復内固定
PCL	posterior cruciate ligament	後十字靭帯
RA	rheumatoid arthritis	関節リウマチ
SCI	spinal cord injury	脊髄損傷
THA	total hip arthroplasty	人工股関節全置換術
TKA	total knee arthroplasty	人工膝関節全置換術
UKA	unicompartmental knee arthroplasty	人工膝関節単顆置換術

＜冠動脈＞

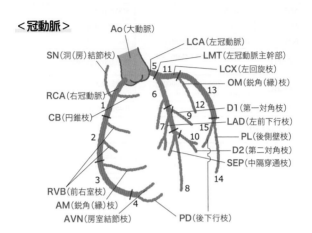

Ao（大動脈）
LCA（左冠動脈）
SN（洞（房）結節枝）
LMT（左冠動脈主幹部）
LCX（左回旋枝）
OM（鋭角（縁）枝）
RCA（右冠動脈）
CB（円錐枝）
D1（第一対角枝）
LAD（左前下行枝）
PL（後側壁枝）
D2（第二対角枝）
SEP（中隔穿通枝）
RVB（前右室枝）
AM（鋭角（縁）枝）
AVN（房室結節枝）
PD（後下行枝）

＜下肢動脈＞

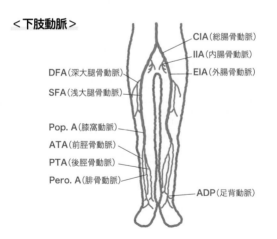

CIA（総腸骨動脈）
IIA（内腸骨動脈）
DFA（深大腿骨動脈）
EIA（外腸骨動脈）
SFA（浅大腿骨動脈）
Pop. A（膝窩動脈）
ATA（前脛骨動脈）
PTA（後脛骨動脈）
Pero. A（腓骨動脈）
ADP（足背動脈）

＜脳動脈＞

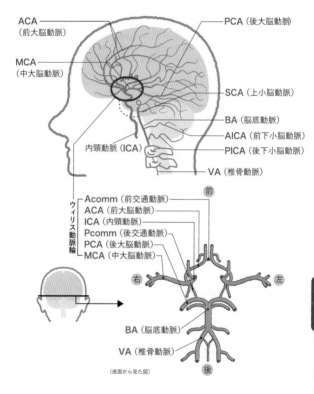

ACA（前大脳動脈）

MCA（中大脳動脈）

内頸動脈（ICA）

PCA（後大脳動脈）

SCA（上小脳動脈）

BA（脳底動脈）

AICA（前下小脳動脈）

PICA（後下小脳動脈）

VA（椎骨動脈）

ウィリス動脈輪

Acomm（前交通動脈）
ACA（前大脳動脈）
ICA（内頸動脈）
Pcomm（後交通動脈）
PCA（後大脳動脈）
MCA（中大脳動脈）

前

右　　　　左

BA（脳底動脈）

VA（椎骨動脈）

後

（底面から見た図）

文献

1) Freifeld AG, Bow EJ, Sepkowitz KA, et al. Clinical practice guideline for the use of antimicrobial agents in neutropenic patients with cancer: 2010 update bi the Infectious Diseases Society of America. *Clin Infect Dis* 2011; 52: e61.

2) O'Grady NP, Barie PS, Bartlett JG, et al. Guidelines for evaluation of new fever in critically ill adult patients: 2008 update from the American College of Critical Care Medicine and the Infectious Diseases Society of America. *Crit Care Med* 2008; 36: 1331.

3) High KP, Bradley SF, Gravenstein S, et al. Clinical practice guideline for the evaluation of fever and infectin in older adult residents of long-term care facilities: 2008 update by the Infectious Diseases Society of America. *Clin Infect Dis* 2009; 48: 150.

4) KDIGO Clinical Practice Guideline for Acute Kidney Injury. *Kidney Int Suppl* 2012;2:1-138.

5) 酒井達也, 井澤純一:胃管留置. Hospitalist 2020;18(3):569-573.

6) Centers for Disease Control and Prevention (CDC). Guidelines for preventing health-care-associated pneumonia, 2003: Recommendations of CDC and the Healthcare Infection Control Practices Advisory Committee, 2003(医療関連肺炎予防のためのCDCガイドライン2003年版).

7) 日本褥瘡学会編:改訂DESIGN-R2020コンセンサス・ドキュメント.
http://www.jspu.org/jpn/member/pdf/design-r2020_doc.pdf (2023.4.1アクセス)

8) 「BLU気管切開チューブ」添付文書
https://www.info.pmda.go.jp/downfiles/md/PDF/530361/530361_228AIBZX00025000_A_01_04.pdf(2023.4.1アクセス)

9) 泉工医科工業株式会社:メラ ソフィット気管切開チューブの洗浄方法
https://www.mera.co.jp/wp-content/uploads/2020/05/a49.pdf(2023.4.1アクセス)

10) 久保健太郎, 濱中秀人, 徳野実和, 倉岡賢治編著:先輩ナースが書いた 看護のトリセツ. 照林社, 東京, 2019.

11) 久保健太郎, 濱中秀人, 植村桜, 豊島美樹編著:先輩ナースが書いた 看護の鉄則. 照林社, 東京, 2021.

12) 日本循環器学会, 日本不整脈心電学会, 日本小児循環器学会, 他:不整脈薬物治療ガイドライン2020年改訂版. 2020.
http://www.j-circ.or.jp/cms/wp-content/uploads/2020/01/JCS2020_Ono.pdf (2023.4.1アクセス)

13) 聖路加国際病院内科チーフレジデント編:内科レジデントの鉄則 第3版. 医学書院, 東京, 2018.

14) 藤野貴久:先生, 病棟で急変です!当直コールの対応, おまかせください!羊土社, 東京, 2023.

15) 日本高血圧学会高血圧治療ガイドライン作成委員会編:高血圧治療ガイドライン2019. 日本高血圧学会, 東京, 2019.

16) 山中克郎編著：ここだけおさえて！院内で出合う 症状・疾患がわかるBOOK, 照林社, 東京, 2020.

17) 澤村匡史：低血圧. JIM 2014；24(7)：624-629.

18) 中野弘康, 須藤博：キケンな低血圧, キケンでない低血圧. medicina 2013；50(4)：600-603.

19) AKI(急性腎障害)診療ガイドライン作成委員会編, 日本腎臓学会, 日本集中治療医学会, 日本透析学会, 他：AKI(急性腎障害)診療ガイドライン2016. 日腎会誌 2017；59(4)：419-533.

20) 佐藤雨, 岡田弘：多尿(polyuria). 臨床泌尿器科 2013；67(4)：44-46.

21) 日本神経学会監修,「てんかん診療ガイドライン」作成委員会編：てんかん診療ガイドライン2018. 医学書院, 東京, 2018.

22) 日本循環器学会, 日本冠疾患学会, 日本胸部外科学会, 他：急性冠症候群ガイドライン(2018年改訂版). 2019.
https://www.j-circ.or.jp/cms/wp-content/uploads/2018/11/JCS2018_kimura.pdf
(2023.4.1アクセス)

23) 急性腹症診療ガイドライン出版委員会編：急性腹症ガイドライン2015. 医学書院, 東京, 2015.

24) 松原知康, 宮﨑紀樹編著：病棟指示と頻用薬の使い方 決定版. 羊土社, 東京, 2022.

25) 鈴木康友, 近藤幸尋：尿道カテーテルの留置と管理. 臨床泌尿器科 2017；71(12)：967-972.

26) 前田聖代, 中根正樹：3.気管吸引－ルーチンの吸引は不要. INTENSIVIST 2014；6(2)：181-186.

27) 杉木大輔：内頸静脈と大腿静脈への留置方法－手技の実際からトラブルシューティングまで. Hospitalist 2020；8(3)：427-440.

28) 井上善文：PICCナビゲータ. 照林社, 東京, 2022.

29) 日本医療機能評価機構医療事故防止事業部：医療事故情報収集等事業 第43回報告書(2015年7月～9月), 座位による中心静脈カテーテルの処置に関連した事例. 2015：133-146.

30) 津山頌章：胸腔ドレナージ(治療)：手技の実際と気胸の治療, 合併症の対応. Hospitalist 2020；8(3)：499-509.

31) 山田篤史, 佐々木瞭典：腹腔ドレナージ(治療)－エコーガイド下で行い, アルブミンで予後の悪化を予防する. Hospitalist 2020；8(3)：519-523.

32) 小森大輝, 山田徹：失敗しない腰椎穿刺－正しい体位を維持し, 針が常に正中を通ることを心掛ける. Hospitalist 2020；8(3)：525-536.

33) 安部涼平：困ったときの骨髄穿刺と骨髄生検－適応と手技を理解すれば, 困難症例に対する有効な切り札となる. Hospitalist 2020；8(3)：545-552.

34) 日本緩和医療学会緩和医療ガイドライン作成委員会編：終末期がん患者の輸液療法に関するガイドライン2013年版. 金原出版, 東京, 2013.

35) ハート先生の心電図教室「モニター誘導法の種類」
https://www.cardiac.jp/view.php?lang=ja&target=monitor_lead2.xml(2023.4.1アクセス)

36) 徳野慎一編著：とにかく使えるモニター心電図. 照林社, 東京, 2023.

37) 日本光電ホームページ「電極装着のポイント」
　　https://www.nihonkohden.co.jp/iryo/point/12lead/point.html(2023.4.1アクセス)

38) 葉山恵津子：ペースメーカ心電図の基本. 検査と技術 2017；45(7)：728-735.

39) 浅野拓：緊急時の一時的ペースメーカー・体外式ペーシング. medicina 2017；54(3)：442-445.

40) 日本メディカルネクスト株式会社：インスピロン酸素療法製品総合カタログ
　　https://www.j-mednext.co.jp/cms/wp-content/uploads/2017/12/20210301_
　　Inspiron.pdf(2023.4.1アクセス)

41) 日本呼吸ケア・リハビリテーション学会 酸素療法マニュアル作成委員会, 日本呼吸器学会 肺生理専門委員会編：酸素療法マニュアル(酸素療法ガイドライン改訂版). 日本呼吸ケア・リハビリテーション学会, 日本呼吸器学会, 2017.

42) 日本呼吸器学会 NPPVガイドライン作成委員会編：NPPV(非侵襲的陽圧換気療法)ガイドライン(改訂第2版). 南江堂, 東京, 2015.

43) 株式会社高研：気管切開カニューレ カタログ(監修：梅﨑俊郎)
　　https://www.kokenmpc.co.jp/products/medical_plastics/book_koken_cannula/
　　index.html(2023.4.1アクセス)

44) 株式会社高研：気管カニューレの種類とその使い分け(監修：梅﨑俊郎)

45) 道又元裕編：新・人工呼吸ケアのすべてがわかる本. 照林社, 東京, 2014.

46) 吉田豊：肺聴診. 日本小児呼吸器疾患学会雑誌 1995；6(2)：126-132.

47) 村田朗：間質性肺疾患におけるfine crackleの診断的意義. 日医大誌 1996；63(5)：404-408.

48) Singer M, Deutschman CS, Seymour CW. The Third International Consensus Definitions for Sepsis and Septic Shock (Sepsis-3). *JAMA* 2016; 315(8): 801-810.

49) Royal College of Physicians. National Early Warning Score (NEWS)2: Standardising the assessment of acute-illness severity in the NHS. Updated report of a working party. London, RCP, 2017.

50) 岡田元, 森保由美子：採血時の採血管の順番. 検査と技術 2015；43(7)：586-592.

51) 大西宏明：患者に安全な採血. 臨床検査 2015；59(1)：6-11.

52) 菊池春人：尿定性検査(尿試験紙検査). medicina 2015；52(4)：28-30.

53) 原政則：腎臓疾患と尿沈渣検査－尿沈渣検査に期待すること. 臨床検査 2014；58(10)：1148-1155.

54) 高平修二, 根本学：動脈血液ガス分析. 臨床雑誌内科 2019；123(1)：29-33.

55) 田中竜馬：【医学会新聞】ERでの血液ガスの活用. 医学書院, 東京, 2021.
　　https://www.igaku-shoin.co.jp/paper/archive/y2021/kokodake_02(2023.4.1アクセス)

56) Ellen Jo Baron著, 松本哲哉, 満田年宏訳：CUMITECH 1C 血液培養検査ガイドライン. 医歯薬出版, 東京, 2007

57) 畑啓昭：感染管理. 畑啓昭, 久保健太郎編, 患者がみえる新しい「病気の教科書(テキスト)」かんテキ消化器, 2021：70-75.

58) 齋藤博哉：合併症と術後管理．2006日本IVR学会総会「技術教育セミナー」2006：376-380.
https://www.jsir.or.jp/docs/member/hinto/s22_3/22_3_3.pdf（2023.4.1アクセス）

59) 日本化学療法学会，日本TDM学会，抗菌薬TDMガイドライン作成委員会編：抗菌薬TDMガイドライン2016．日本化学療法学会，日本 TDM 学会，2016.

60) 湘南鎌倉総合病院薬剤部・集中治療部編著：救急・ICU重要薬クイックノート．照林社，東京，2021.

61) カーディナルヘルス株式会社：製品情報・FAQサイト
https://www.pa-solution.net/as/scope3/cardinalhealth/web/Search.aspx?category=11（2023.4.1アクセス）

62) 福田和彦：さまざまなオピオイドの特徴一覧．LiSA 2022；29（別冊秋号）.

63) 椎木ありさ，池田龍二：【医学会新聞】注射薬における配合変化の影響．医学書院，東京，2020.
https://www.igaku-shoin.co.jp/paper/archive/y2020/PA03397_05（2023. 4.1アクセス）

64) 栗山とよ子：経腸栄養剤の種類と選択．井上善文編，静脈経腸栄養ナビゲータ エビデンスに基づいた栄養管理，2021：87-101.

65) 益田律子：循環と呼吸への影響と鎮痛メカニズム―重大な合併症は麻酔開始後早期に発生しやすい 患者観察と準備を怠ってはいけない！LiSA 2011；18（10）：992-997.

66) 高木俊一：硬膜穿刺後頭痛（PDPH）の治療，これは疑問!?LiSA 2008；15（2）：122-126.

67) 黒木円花，山崎広之：脊髄くも膜下麻酔でのTUR-Bt後の臀部痛と下肢痛．LiSA 2023；30（4）：460-462.

68) 輸液製剤協議会：輸液製剤の組成一覧表
https://www.yueki.com/composition_search/pdf.html（2023.4.1アクセス）

69) 日本赤十字社：医薬品情報
https://www.jrc.or.jp/mr/transfusion/procedure/red_blood_cell/（2023.4.1アクセス）

70) アルブミン製剤適正使用ハンドブック
https://www.jbpo.or.jp/med/di/include/abj/data/abj_handbook.pdf（2023.4.1アクセス）

71) 株式会社エルゼビア・ジャパン「ナーシング・スキル」
https://www.elsevier.com/ja-jp/solutions/nursing-skills（2023.4.1アクセス）

72) 日本看護協会編：医療に起因する死亡又は死産が発生した際の対応．平成27年
https://www.nurse.or.jp/nursing/practice/anzen/structure/pdf/jikocho/iryoujiko-a4.pdf（2023.4.1アクセス）

その他，各添付文書（グリセリン浣腸液、チェスト・ドレーン・バック、気胸セット、抗菌薬、鎮痛薬、睡眠薬、カテコラミン製剤、インスリン製剤、経腸栄養剤）

文献

索引

索引

233

索引

先輩ナースの看護メモ

2023年8月9日　第1版第1刷発行

著　者　久保　健太郎

発行者　有賀　洋文

発行所　株式会社　照林社

〒112-0002

東京都文京区小石川2丁目3-23

電　話　03-3815-4921（編集）

　　　　03-5689-7377（営業）

https://www.shorinsha.co.jp/

印刷所　共同印刷株式会社

検印省略（定価はカバーに表示してあります）

ISBN978-4-7965-2594-7

© Kentaro Kubo /2023/Printed in Japan